言語聴覚士のための

パーキンソン病の
リハビリテーションガイド

摂食嚥下障害と発話障害の理解と治療

杉下周平・福永真哉・田中康博・今井教仁 編集

協同医書出版社

序　文

■ 本書の目的

　本書は，言語聴覚士のためのパーキンソン病（PD）患者の摂食嚥下障害と発話障害のリハビリテーションの専門書として企画しました．本書の目的は，PD 患者に対する摂食嚥下ならびに発話障害のリハビリテーションの知識や訓練手技の水準を「均霑化」することです．均霑化とは「だれもが等しく医療を享受できる」ことを意味します．本書を介して，多くの言語聴覚士に PD 患者の摂食嚥下ならびに発話障害の知識や訓練手技が共有され，全国で同水準のリハビリテーションが提供できることを目指しています．

■ 専門書が必要な理由

　今日までに，PD の病態メカニズムの研究が進んだことで，多くの治療薬が開発され，さらには外科的療法が確立されました．これらの治療法の発展に伴い，PD 患者への治療の選択肢が広がり，そして平均寿命が一般高齢者と遜色がなくなりつつあります．しかしながら，どのような治療法であっても PD の病勢を止めることは難しいため，患者は機能回復を期待しながらリハビリテーションに取り組むことになります．しかし，摂食嚥下ならびに発話障害のリハビリテーションは歩行や上肢の運動機能のリハビリテーションに比べてエビデンスが少なく，十分に確立されていません．そのため，臨床では治療方針や訓練法の選択に迷い，訓練効果が得られないことを経験します．そのような時に，「PD は進行性疾患だから仕方がない」との考えてしまうこともあるのではないでしょうか．

　言語聴覚士は，PD の摂食嚥下ならびに発話障害の知識や訓練手技を身につける努力が必要になります．近年，それらに関する書籍は手にしやすくなっており，比較的容易に知識や訓練手技を身につけやすくなりました．しかし，PD の摂食嚥下ならびに発話障害を専門とした書籍は少なく，PD に特化した知識や訓練手技を身につけることは簡単ではありません．そのために，PD 患者に対応する際には，これまでに習得してきた知識や訓練手技に経験を加えてリハビリテーションを提供していくことになります．しかしそれでは言語聴覚士個々の技術や経験によって，提供されるリハビリテーションに幅が生じてしまいます．このリハビリーションの幅をなくす一つの方法として，特定の疾患に特化して学べる専門書が必要であると考えました．

■ 本書の特徴

　本書の特徴は，3 つのキーワードをもとに PD の臨床に精通した言語聴覚士と，医師，歯科医師，薬剤師，看護師，理学療法士，調理師がそれぞれの視点で言語聴覚士が理解しておくべき知識や訓練手技を紹介していることです．

　パーキンソン病の基礎知識の章では，「パーキンソン病を知る」をキーワードに PD の病態や治療薬および外科的療法の概要，栄養の基礎知識，認知機能との関係，運動機能のリハビリテーショ

ン，そして嚥下機能と発声機能に着目した解剖を詳しく解説しています．

摂食嚥下障害の章では，「幅広い視野で嚥下障害を診る」をキーワードに，PD に有効な評価や訓練法，そしてリスク管理の観点から手技の習得が必須である咽頭吸引の手技と注意点，嚥下食の調理法と幅広く解説しています．特に，服薬困難を発見するためのポイントの紹介や，嚥下造影画像から嚥下機能を数値化して機能障害を明らかにする画像解析法の解説は，臨床で役立つ情報になるものと思います．また，臨床で出会うことの多い低栄養やサルコペニアの合併が疑われる患者への評価やリハビリテーション栄養に基づく嚥下訓練の選択方法についても解説しています．

発話障害の章では，「新たな訓練法を学ぶ」をキーワードに，PD の発話特徴や訓練法を紹介しています．訓練法としては，本邦でも多く利用されている LSVT LOUD® の理論と訓練手技を解説しています．さらに，海外で効果が認められている訓練法として，発話に意識を向けることで PD の発話症状の軽減を目指す SPEAK OUT!®，呼吸を制御し発声機能を高めるブテイコ療法，徒手的なマッサージ法で硬化した筋膜と周辺組織の筋緊張を緩めることで緊張性の発話障害の改善を目指す Myofascial Release 療法などのエビデンスのある訓練法を解説しています．その他にも PD 患者への評価や訓練への細かな注意点，訓練で難渋することの多い般化の工夫，そして拡大・代替コミュニケーションツールの紹介など，発話障害のリハビリテーションに必要な知識が詰め込まれています．

■ 大切なこと

言語聴覚士にとって，機能を回復維持させるために最良のリハビリテーションを提供することは重要な使命です．本書では，そのために必要な知識や訓練手技を紹介しています．しかし，知識や訓練手技を習得しただけでは，PD 患者に最良のリハビリテーションを提供するには不十分であることを経験します．PD は緩徐に進行する疾患であるために患者の持つ価値観や死生観はさまざまです．そのため，最良のリハビリテーションを提供するためには，患者や家族の意向を聞き，こちらからはリハビリテーションの選択肢をメリット，デメリットも含めて提示し，話し合い合意しておくことが必要であると考えます．このことを念頭に置きながら本書を手にしていただけると，本書が PD の摂食嚥下ならびに発話障害のリハビリテーションの専門書として完成すると考えています．

本書が，摂食嚥下障害と発話障害の知識と訓練手技の均霑化に寄与し，多くのパーキンソン病患者が最良のリハビリテーションを享受できる一助になることを願っています．

2019 年 5 月

編者一同

■ 編　集

杉下　周平　高砂市民病院　リハビリテーション室（言語聴覚士）

福永　真哉　川崎医療福祉大学　リハビリテーション学部　言語聴覚療法学科（言語聴覚士）

田中　康博　名古屋大学　脳神経内科（言語聴覚士）

今井　教仁　市立芦屋病院　リハビリテーション科（言語聴覚士）

■ 執　筆 （五十音順）

飯高　玄　国立病院機構宇多野病院　リハビリテーション科（言語聴覚士）

石本　寧　高砂市民病院　リハビリテーション室（理学療法士）

池野　雅裕　川崎医療福祉大学　リハビリテーション学部　言語聴覚療法学科（言語聴覚士）

今井　教仁　市立芦屋病院　リハビリテーション科（言語聴覚士）

岡本　禎晃　市立芦屋病院　薬剤科（薬剤師）

荻野　智雄　国立病院機構宇多野病院　リハビリテーション科（言語聴覚士）

折舘　伸彦　横浜市立大学　医学部　耳鼻咽喉科・頭頸部外科（医師）

片岡　政子　市立芦屋病院　脳神経内科・脳神経センター（医師）

上根　英嗣　姫路医療専門学校　言語聴覚士科（言語聴覚士）

河合　利彦　かわい歯科お口のケアクリニック（歯科医師）

古西　隆之　岡山大学病院　総合リハビリテーション部（言語聴覚士）

杉下　周平　高砂市民病院　リハビリテーション室（言語聴覚士）

関　道子　京都光華女子大学　健康科学部　医療福祉学科（言語聴覚士）

田中　まゆ　日本赤十字社愛知医療センター名古屋第一病院　リハビリテーション科（言語聴覚士）

田中　康博　名古屋大学　脳神経内科（言語聴覚士）

辻　秀治　京都民医連あすかい病院　栄養課（調理師）

坪井　崇　フロリダ大学　神経内科（医師）

友成　恭子　高砂市民病院　看護局（看護師）

永見　慎輔　川崎医療福祉大学　リハビリテーション学部　言語聴覚療法学科（言語聴覚士）

新村　秀幸　高砂市民病院　リハビリテーション室（理学療法士）

西村　卓士　仁寿会石川病院　脳神経外科（医師）

福岡　達之　広島国際大学　総合リハビリテーション学部　リハビリテーション学科（言語聴覚士）

福永　真哉　川崎医療福祉大学　リハビリテーション学部　言語聴覚療法学科（言語聴覚士）

松井　利浩　姫路中央病院　脳神経外科（医師）

宮田　恵里　関西医科大学附属病院　耳鼻咽喉科・頭頸部外科（言語聴覚士）

山本　裕子　ボバース記念病院　リハビリテーション部（理学療法士）

吉野　孝広　大西脳神経外科病院　医療技術部　リハビリテーション科（理学療法士）

レビット　順子　テキサス女子大学　ヘルスサイエンス学部　コミュニケーション科学・オーラルヘルス学科（Speech-Language Pathologist）

目　次

序　文 ⋯⋯⋯⋯⋯⋯⋯⋯⋯⋯⋯⋯⋯⋯⋯⋯⋯⋯⋯⋯⋯⋯⋯⋯⋯⋯⋯⋯⋯⋯⋯⋯⋯⋯⋯⋯ iii

第 I 章　パーキンソン病の基礎知識　　1

1 パーキンソン病の概論（坪井　崇）⋯⋯⋯⋯⋯⋯⋯⋯⋯⋯⋯⋯⋯⋯⋯⋯⋯⋯ 3

2 パーキンソン病の治療薬（岡本 禎晃）⋯⋯⋯⋯⋯⋯⋯⋯⋯⋯⋯⋯⋯⋯⋯ 6

3 パーキンソン病のリハビリテーション（吉野 孝広）⋯⋯⋯⋯⋯⋯⋯ 9

4 パーキンソン病の外科的治療（松井 利浩）⋯⋯⋯⋯⋯⋯⋯⋯⋯⋯⋯⋯ 12

5 パーキンソン病と栄養（西村 卓士）⋯⋯⋯⋯⋯⋯⋯⋯⋯⋯⋯⋯⋯⋯⋯⋯ 15

6 パーキンソン病と認知症（片岡 政子）⋯⋯⋯⋯⋯⋯⋯⋯⋯⋯⋯⋯⋯⋯⋯ 18

7 嚥下および発話に関連する口腔の解剖と機能（河合 利彦）⋯⋯⋯ 21

8 嚥下および発声発語に関連する喉頭の解剖と機能（折舘 伸彦）⋯ 25

9 パーキンソン病と関連疾患の嚥下障害と発話障害（古西 隆之）⋯ 29

第 II 章　パーキンソン病の摂食嚥下障害　　33

1．摂食嚥下障害の評価

10 パーキンソン病の嚥下障害の特徴（杉下 周平）⋯⋯⋯⋯⋯⋯⋯⋯⋯ 35

11 薬剤服用時，服用後の注意点と対処法（宮田 恵里）⋯⋯⋯⋯⋯⋯ 39

12 嚥下機能の評価法
　　　－パーキンソン病に有効な問診とスクリーニング法（池野 雅裕）⋯ 42

13 呼吸機能の評価法（永見 慎輔）⋯⋯⋯⋯⋯⋯⋯⋯⋯⋯⋯⋯⋯⋯⋯⋯⋯ 45

14 嚥下造影検査の定量評価と訓練立案（今井 教仁）⋯⋯⋯⋯⋯⋯⋯ 48

15 頸部聴診法－実施手順から病態の推定まで（上根 英嗣）⋯⋯⋯⋯ 52

2．摂食嚥下訓練

16 筋力増強に必要な基礎知識（新村 秀幸）⋯⋯⋯⋯⋯⋯⋯⋯⋯⋯⋯⋯ 55

17 呼吸，体幹，頸部筋ストレッチの方法（山本 裕子）⋯⋯⋯⋯⋯⋯ 58

18 低栄養のパーキンソン病患者に対する嚥下訓練（今井 教仁）⋯⋯ 63

19 嚥下訓練に応用できる呼吸訓練手技（福岡 達之）......66

20 嚥下障害に対する神経筋電気刺激の効果（永見 慎輔）......70

21 音リズム刺激を用いた嚥下訓練－メトロノーム訓練（杉下 周平）......73

22 パーキンソン病の咀嚼と咬合の作用（河合 利彦）......76

23 代償嚥下の理解
　　－代償嚥下法とその選択に必要な知識と留意点（池野 雅裕）......79

24 嚥下動作を引き出すポジショニングの考え方（石本　寧）......82

25 パーキンソン病の誤嚥性肺炎予防のケア（友成 恭子）......86

26 嚥下食の知識（辻　秀治）......90

第Ⅲ章　パーキンソン病の発話障害 　　　　　　95

1. パーキンソン病の発話特徴

27 聴覚的な発話特徴（田中 康博）......97

28 音響学的な特徴（飯高　玄）......101

29 コミュニケーション障害／音声障害の心理社会的問題（福永 真哉）......105

30 脳深部刺激療法（DBS）後の発話の変化や留意事項（田中 康博）......108

2. パーキンソン病の発話訓練

31 パーキンソン病の発話の評価と治療における留意事項（田中 康博）......111

32 LSVT LOUD®－その理論と治療法（荻野 智雄, 飯高　玄）......114

33 新しい発話治療法とその考え方－SPEAK OUT!®（荻野 智雄）......118

34 その他の発話治療法（田中 康博）......121

35 呼吸機能の新たなアプローチ－ブテイコ療法（レビット 順子）......124

36 発声機能の新たなアプローチ
　　－マニュアル療法を中心に（レビット 順子）......127

37 口腔構音機能の新たなアプローチ（関　道子）......131

38 パーキンソン病の発話速度の調節訓練（福永 真哉）......134

39 補助手段の活用と環境調整（田中 まゆ）......137

40 般化に向けた臨床上の工夫（田中 康博）......141

　ディサースリアと運動障害性構音障害，発話障害の用語について，現在，学会ならびに研究者間において見解の一致が得られていないため，本書においてはいずれの表記もなされているが，特にことわりがない限り，ディサースリアと構音障害，発話障害については同義で用いている．

第 I 章

パーキンソン病の基礎知識

I. パーキンソン病の基礎知識

1 パーキンソン病の概論

I 概念および疫学

　パーキンソン病（Parkinson's disease：PD）の患者では，中脳黒質から線条体に投射するドパミン神経の進行性の脱落が起こり，特徴的な運動障害を呈する．病理学的には脳幹を中心にレビー小体の出現を認めるのが特徴であり，その主要構成成分はリン酸化された α シヌクレインである．

　有病率は 100〜150 人／10 万人と推定されており，アルツハイマー型認知症に次いで 2 番目に多い神経変性疾患である．多くの患者では明らかな遺伝的要素を認めず，孤発性に発症する．およそ 5〜10％ が遺伝性であると考えられており，日本では常染色体劣性遺伝性の PARK2 の頻度が最も高い．

II 運動症状

　振戦，筋強剛，無動，姿勢反射障害が中核をなす．症状は左右どちらかの手足から出現し，症状が進行しても左右差を認めることが多い．振戦は安静状態で出現することが多く，静止時振戦と呼ばれる．4〜6 Hz の規則的なふるえで，四肢の遠位部に出現することが多いが，下顎に生じる患者もいる．姿勢時や動作時の振戦を認める場合もある．全経過を通して 75％ 程度に振戦を認めるとされている．PD に特徴的な症状ではあるが，必発ではない．

　筋強剛は患者が安静にしている状態で，検者が関節を他動的に動かすことにより評価することができる．特に振戦を伴う患者において，他動的に関節を動かした際にガクガクと筋強剛に変化を感じる場合があり，歯車様強剛と呼ばれる．

　無動は体の様々な部位に起こる．表情は乏しく，いわゆる仮面様顔貌を呈する．声は小さく，抑揚の乏しい発話となる．指や足の無動を評価する際には動作の速さ，大きさ，リズムに注意する．素早い指のタッピングや手関節の回内外動作を指示すると，動作の遅さ，振幅の減少，リズムの乱れがみられ，また動作の大きさや速さが徐々に減衰していく所見がみられることもある．歩行は前傾姿勢で，手の振りが小さく，歩幅も小さくなる．書字も小さくなり，いわゆる小字症を呈する．これらの結果として，着衣，ベッドでの寝返り，歩行などの生活の様々な場面の動作を障害する．

　姿勢反射障害は進行期に認めることが多い．また，すくみ足を伴う場合もあり，転倒に繋がる．

　ジストニアは手足の変形のほか，首下がり，腰曲がり，片側に体幹が傾く Pisa 症候群などとして合併しうる．特に首下がりは歩行時に前方が見にくいだけでなく，嚥下障害にも繋がりうる．

III 非運動症状

近年の研究により，PD患者には自律神経症状，睡眠障害，精神症状，認知機能障害，嗅覚低下，痛み，疲労など様々な非運動症状が出現することが明らかとなってきた[1]．また，非運動症状は運動症状よりも生活の質に対する悪影響が大きいと報告されており[2]，適切な把握と対応が重要である．

自律神経症状としては，便秘，頻尿，起立性低血圧などの頻度が高い．精神症状にはうつ，不安，アパシー，幻覚，妄想などがある．アパシーとは意欲の低下のみが目立ち，うつに特徴的な抑うつ気分や悲哀感がみられず，感情の動きが少ない状態を指す．自発性が低下するため，日常生活やリハビリテーションの課題を決めて，習慣化することが勧められる．

睡眠障害には不眠，日中の過度な眠気，レム睡眠時行動異常（REM sleep behavior disorder：RBD）などがある．日中の過度な眠気は，疾患の進行とともに頻度が高くなる．内服薬の副作用として現れる場合もあるが，未治療患者でも過度な眠気は出現しうることから，疾患そのものも関連していると考えられている．RBDは鮮明で恐怖を伴うような夢に合わせて，大声で叫んだり，手足を激しく動かしたりするものである．

認知機能障害は初期にはドパミン系の異常に由来すると考えられる軽度の遂行機能障害，注意障害などが中心となることが多い．レビー小体の大脳皮質への進展，コリン系の障害など疾患の進行に伴って，認知症の頻度が増える．20年間のフォローアップを行った研究では，83％の患者に認知症が出現したと報告している[3]．

IV 診断と鑑別診断

詳細な問診および診察により，上述の運動症状，非運動症状を評価する．Movement disorders societyが2015年に診断基準を発表しており，参照されたい[4]．鑑別診断として，多系統萎縮症（MSA），進行性核上性麻痺（PSP），大脳皮質基底核変性症（CBD）などの変性疾患のほか，脳血管性パーキンソニズム，薬剤性パーキンソニズム，本態性振戦などが挙げられる．

PD患者の脳MRIには明らかな異常を認めず，他疾患を示唆する所見の有無を評価する．DAT SPECT（ダットスキャン®）は，黒質ドパミン神経の神経終末に存在するドパミントランスポーターの密度を画像化する．PDおよびMSA，PSP，CBDなどの黒質ドパミン神経細胞の変性を伴う疾患では，図1のような異常所見が見られるのに対し，脳血管性パーキンソニズム，薬剤性パーキンソニズム，本態性振戦などの非変性疾患では異常を認めない．ドパミン神経の変性を高い感度・特異度で評価できるのが利点であるが，PDおよびMSA，PSP，CBDでは類似した異常所見を呈するため，これらの疾患の相互の鑑別には役に立たないことに留意する．

心筋MIBGシンチグラフィーは心臓交感神経節後線維の障害を反映してPDでは異常所見を呈するのに対して（図2），MSA，PSP，CBDでは正常所見を呈するため，鑑別に有用である．ただし，初期のPDや遺伝性のPDの一部では正常所見を呈しうることに注意を要する．

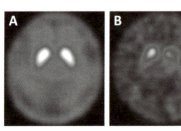

図1 DAT SPECTの正常例（A）とPD症例（B）

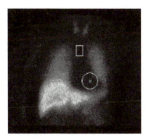

図2　PD症例における心筋MIBGシンチグラフィー
心臓交感神経の障害により，心臓への核種取り込みが視認できないほど低下している．

V 治療

　薬物治療が中心となるが，食事療法，運動療法，嚥下・言語療法，自宅や職場の環境整備も重要である．仕事を含めた社会生活の維持を目指し，可能な限り生活の質を保つことが求められる．

　PD治療薬のゴールドスタンダードは，L-ドパ製剤である．最も効果が高く，副作用も少ない．しかしながら，5～10年程度経過すると，ウェアリング・オフ（1日のなかで薬が切れてしまう時間帯が出てくる），ジスキネジア（L-ドパの脳内濃度の変化に依存して，体をくねらせるように動いてしまう）が問題となることが多い．もう1つの柱となる治療薬は，ドパミンアゴニストである．L-ドパ製剤と比較して薬剤の半減期が長いため，ウェアリング・オフやジスキネジアに対する対策となりうるが，副作用の頻度が高く，眠気，幻覚，突発性睡眠，衝動制御障害などが起こりうることから，高齢患者には使いにくい．補助的に使用される製剤として，MAOB阻害薬，COMT阻害薬，アマンタジン，ゾニサミド，イストラデフィリンがあり，運動症状の改善効果やウェアリング・オフの改善効果が報告されている．

　運動症状の変動が上述の薬物治療でコントロール困難な患者においては，脳深部刺激療法（Deep Brain Stimulation：DBS），L-ドパ／カルビドパ経腸療法（Levodopa／carbidopa intestinal gel：LCIG）が選択肢となる．いずれもウェアリング・オフおよびジスキネジアを7割程度減少させる効果があることが報告されている．DBSの刺激誘発性の副作用で最も頻度が高いものは発話障害だが，嚥下障害を引き起こすこともある．

　運動療法は身体機能，筋力，バランス，歩行速度の改善に有効で，転倒を減らす効果もある．病気の進行を遅らせる効果も期待されている．病院外での運動療法として，ノルディックウォーキング，太極拳，タンゴはPD患者の運動機能改善に対するエビデンスを有している[5]．嚥下・言語療法は患者の社会参加やQOLの維持・改善のために重要である．

文献

1) Langston JW：The Parkinson's complex：parkinsonism is just the tip of the iceberg. Ann Neurol 59：591-596, 2006.
2) Global Parkinson's Disease Survey (GPDS) Steering Committee：Factors impacting on quality of life in Parkinson's disease：results from an international survey. Mov Disord 17：60-67, 2002.
3) Hely MA, Reid WGJ, et al.：The Sydney multicenter study of Parkinson's disease：the inevitability of dementia at 20 years. Mov Disord 23：837-844, 2008.
4) Postuma RB, Berg D, et al.：MDS clinical diagnostic criteria for Parkinson's disease. Mov Disord 30：1591-1601, 2015.
5) LaHue SC, Comella CL, et al.：The best medicine? The influence of physical activity and inactivity on Parkinson's disease. Mov Disord 31：1444-1454, 2016.

（坪井　崇）

Ⅰ. パーキンソン病の基礎知識

2 パーキンソン病の治療薬

　パーキンソン病（PD）の治療薬は，現在大きく分けて9種類の治療薬が使われている．それぞれに特徴があり，必要に応じて組み合わせて使用する．PD治療の基本薬は，L-ドパとドパミンアゴニスト（ドパミン受容体作動薬）である．早期にはどちらも有効であるが，L-ドパによる運動合併症が起こりやすい若年者は，ドパミンアゴニストで治療開始されることが多い．

　一方，70〜75歳以上の患者および認知症を合併している患者は，ドパミンアゴニストによって幻覚・妄想が誘発されやすく，運動合併症の発現は若年者ほど多くないので，L-ドパで治療開始することが多い．

　長期のドパミン系薬物治療により，ドパミン調節異常や浮腫，幻覚が問題になることがあるという意見がある．非ドパミン系の薬剤は，早期ではドパミン系薬剤の使用開始を遅らせるためにMAOB阻害薬が選択されたり，進行期では神経毒性の症状が出現した場合は，治療効果，副作用などに応じてイストラデフィリンなどが選択される．症状の出現の程度，治療効果，副作用などに応じて薬剤の選択を考慮する．

　以下に，各薬剤の各論と副作用への対応を記載する．

Ⅰ 治療薬各論 （表1）

1 L-ドパ

　PD治療の中心的な薬剤である．脳内でドパミンに変化して，不足しているドパミンを補充することで，効果は直接的で速やかに発現し，ほぼすべての患者に効果が期待できる．作用持続時間が短いため，症状が進行するとウェアリング・オフ現象（次の薬を飲む前にパーキンソン症状があらわれる）が生じることがある．

　薬の添付文書ではレボドパと記載されているが，成書などではL-ドパと記載されることもある．

2 ドパミンアゴニスト（ドパミン受容体作動薬）

　L-ドパ同様，PD治療薬の中心的な薬剤である．ドパミンの受容体を刺激することでL-ドパより効果を長く持続させることができる．

3 MAOB阻害薬

　脳内でドパミンを分解する酵素「MAOB」を阻害し，脳内のドパミン濃度を維持することで，ドパミンの効果を持続し，ウェアリング・オフ現象を改善させる．

4 カテコール-O-メチル基転移酵素（COMT）阻害薬

　L-ドパを分解する酵素であるCOMTの働きを抑え，L-ドパの効果を持続させ，ウェアリング・オフ現象を改善させる．

5 アデノシンA₂ₐ受容体拮抗薬

　アデノシンA_{2A}受容体拮抗薬は，神経細胞におけるアデノシンの作用を阻害することにより運動

表1　パーキンソン病の治療薬

分類	商品名	成分名	代表的な副作用	分類	商品名	成分名	代表的な副作用
1. L-ドパ	ドパストン, ドパゾール	レボドパ	ジスキネジア, 幻覚・妄想 投与初期の悪心・嘔吐, 食欲不振	3. MAOB阻害薬	エフピー	セレギリン	L-ドパ製剤の副作用の新たな発現
	デュオドーパ配合経腸用液, ネオドパストン, メネシット	レボドパ+カルビドパ			アジレクト	ラサギリン	
				4. COMT阻害薬	コムタン	エンタカポン	L-ドパ製剤の副作用の新たな発現または増強
	イーシー・ドパール, ネオドパゾール, マドパー	レボドパ+ベンセラジド			スタレボ	レボドパ+カルビドパ+エンタカポン	
2. ドパミンアゴニスト（ドパミン受容体作動薬）	ドミン	タリペキソール	幻覚・妄想, 日中の過度の眠気や突然の眠気 投与初期にみられる悪心・嘔吐, 食欲不振 まれなものとして心臓弁膜症	5. アデノシンA$_{2A}$受容体拮抗薬	ノウリアスト	イストラデフィリン	ジスキネジア
	ビ・シフロール, ミラペックス	プラミペキソール		6. 抗コリン薬	アーテン	トリヘキシフェニジル	口渇, 便秘, 排尿障害, 霧視, 物忘れ, 幻覚・妄想
	レキップ	ロピニロール			アキネトン	ビペリデン	
	ニュープロパッチ	ロチゴチン			トリモール	ピロヘプチン	
	アポカイン皮下注射	アポモルヒネ			パーキン	プロフェナミン	
	カバサール	カベルゴリン			ピレチア	プロメタジン	
	ペルマックス	ペルゴリド		7. ドパミン放出促進薬	シンメトレル	アマンタジン	筋肉のこわばり, 意識障害
	パーロデル	ブロモクリプチン		8. L-ドパ賦活薬	トレリーフ, エクセグラン	ゾニサミド	傾眠
				9. ノルアドレナリン補充薬	ドプス	ドロキシドパ	幻覚・妄想

機能を改善させる. 進行期のウェアリング・オフ現象の改善効果が期待されている.

❻　抗コリン薬

アセチルコリンの作用を減弱することで, 相対的にドパミンの作用を維持することで, 振戦や異常発汗, 頻尿に対して併用する.

❼　ドパミン放出促進薬

脳内のドパミンの放出を促進させることにより, ジスキネジアなどの症状を改善させる. 高齢者や腎機能低下患者の脱水によるミオクローヌスなどに注意が必要.

❽　L-ドパ賦活薬

ナトリウム, カルシウムチャンネル阻害, MAOB酵素阻害, チロシン水酸化酵素発現, 線条体のドパミン放出増加作用により症状を改善させる.

❾　ノルアドレナリン補充薬

ノルアドレナリンを補充し, ノルアドレナリンの減少によって発現する, すくみ足や, 立ちくらみを改善させる.

Ⅱ　副作用への対応

❶　消化器症状

投与開始時に, 悪心・嘔吐や食欲不振, 便秘などの症状があらわれることがある. 1週間程度で軽減することが多いが, 場合によっては制吐剤や緩下剤で対応する.

制吐剤は, ナウゼリン（ドンペリドン）とプリンペラン（メトクロプラミド）が多く使用されるが,

❷　パーキンソン病の治療薬　　7

ナウゼリンは中枢移行がなく，パーキンソン症状の悪化はない．一方，プリンペランは大量に服用すると症状の悪化が懸念される．また，ノバミン（プロクロルペラジン）などのフェノチアジン系抗精神病薬は，パーキンソン症状を悪化させるので，制吐剤としては使用しない．

2 突発的な傾眠

ドパミンアゴニストの傾眠は，通常の傾眠とは異なり，車の運転中などに突然寝てしまう場合があるので，十分な説明が必要である．

3 幻覚・妄想

薬剤性に幻覚や妄想が発現する場合があるが，薬剤を変更したり，減量したりすることで改善する．

4 浮　腫

長期服用で下肢浮腫がみられることがあるが，薬剤の変更で改善する．

5 心臓弁膜症

ドパミンアゴニストは，心臓弁膜症のリスクがあるため，心臓病の定期検査を受けなければならない．

III 最後に

PD の治療薬は進歩しているが，基本はドパミンの作用をいかにして持続させるかということになる．しかし，この治療法には限界があり長期投与による効果減弱や新たな副作用発現という問題がある．

また，合併症に対する薬物も処方され，服用薬の種類は多くなる傾向にある．PD 治療薬は服用しなければすぐに症状が発現することから，内服が可能であるかの判断や，服用できるようにリハビリテーションを継続することは，PD の治療において重要である．

（岡本 禎晃）

I. パーキンソン病の基礎知識

3 パーキンソン病のリハビリテーション

理学療法，作業療法は治療医学の中に存在しているが，パーキンソン病（PD）の一次障害に対し直接作用する効果的治療方法があるわけではない．もちろん近年様々な研究により薬物療法，手術療法と同様に脳神経科学的知見から PD に対する理学療法，作業療法も様変わりしてきていることは確かであるが，本項では従来から行われている PD に起因する二次障害の治療・訓練について話を進めていく．まず理学療法では運動療法，基本的動作訓練ついて述べ，作業療法ではその種類と応用的動作訓練について，最後に進行性の疾患であり病期別の対応についても述べていく．

I 運動療法の原則と方法[1]

PD 患者に対する理学療法は，二次的に起こる機能障害（impairment）が主な治療対象であり，これに対し運動療法を行う．例えば，無動により下肢の廃用性筋力低下が起こった場合，徒手抵抗を用い下肢筋力の維持，増強を図るといったものである．

運動療法の目的は以下の 5 つがあり，それぞれ効果的に行われるための原則がある．

1 関節可動域の維持・増大

PD の進行度合いにより方法が変わるが，通常筋力の程度に応じて可能な限り自動運動を試みる．ただし筋強剛などの場合，過剰な可動域運動やストレッチ運動は痛みを誘発し，可動域制限の原因にもなりかねないため，関節の状態や可動域測定など十分な検査を行ったうえで安全な回数をセラピストは選択し行う．効果的に関節可動域改善が行われるためには病理学，組織学，関節運動学，生体摩擦学を考慮した方法で行われなくてはならない．

2 筋力の維持・増大

PD の場合，日常生活がある程度できていれば筋力の維持は可能である．病状とともに筋力低下がある場合，根拠のない回数設定や筋線維タイプを無視した筋力増強運動は動作困難を進めることにもなりかねないため筋疲労や運動の方向，抵抗の強さと早さを考慮して行う必要がある．

3 筋持久性の維持・増大

筋持久性の場合効果的な抵抗量は最大筋力の 15％から 40％で，疲労するまで行うことが原則となっているが，PD に関しては病期に対して動作の中から様々な方法で維持を図る必要がある．

4 協調性の獲得

PD に対しての協調性運動は動筋，拮抗筋，補助筋，固定筋までの相互の働きと考えるのが適当である．できるだけ軽い負荷で可能な限り運動を繰り返すことが協調性の獲得には必要となる．まずは視覚，聴覚によりコントロールし，次第に協調性へつなげる．

5 全身生理学的機能の維持・増大（心肺機能）

PD において，全身持久性の維持はどの時期でも重要である．特殊な手技は不要で，座位，立位，歩行などを利用する．負荷の量が適切であるかどうかの判定には，Anderson の判定基準をはじめカルボー

ネン法による計算のほか，尺度を利用した運動強度の決定方法，最大酸素摂取量からの予測などがある．

6 関節内運動機能障害

PD 患者の訴えの中で痛みは多く，原因として関節内運動機能障害（Intra-articular Movement Disfunction：IMD）が多く存在する．この場合関節内運動の治療により痛みが改善する．機能維持のためにも関節内運動機能障害の治療は重要と言える．

Ⅱ 基本的動作訓練

PD の進行によっては，機能レベルでの改善が見込めない場合もある．その場合残存機能を最大限活用することを目的とした動作訓練が必要となる．理学療法では寝返り，起き上がり，立位，歩行など日常生活活動のうち基本的動作（それ自体は直接目的を持たない）に対して訓練を行う．また杖，歩行器などの器具を使用することで動作能力の安定を図る．

Ⅲ 作業療法の分類[2]

1 運動性作業療法（Kinetic OT）

筋力増強・関節可動域の拡大・協調性の改善を目的としているが，特に作業を治療要素として使用する特色から，PD に起因する協調性の改善に対しては作業療法が効果的といえる．この場合，協調性の定義は拡大され四肢，体幹の協調的動き，視覚代償を利用した巧緻的動作も含み，訓練的要素まで拡大する．

2 計測性作業療法（Metric OT）

PD では無動による運動量の低下が問題となるため理学療法による全身調整運動と共に作業療法では計測性作業療法が行われる．作業を通じて行われるため，低負荷で行うことが可能である．患者自身では分からない適切な仕事量を測定し，徐々に増量させていく良い手段といえる．仕事量の限界を仕事許容量と呼び，呼吸回数・体温・全身疲労のような指標によって負荷量を決定する．

3 緊張性作業療法（Tonic OT）

PD では，薬物などの副作用により身体または精神の緊張が低下した状態となる場合があり，作業を用いることでその緊張を取り戻すことが可能となる．これは患者にとって必要なレベルの緊張を再獲得し維持する唯一の方法と言ってよい．それは，最も好みに合った活動を患者に与えることによって行われ，集中することで最大限の効果を発揮する．

4 感覚再教育（Sensory Re-education）

PD の場合，感覚障害が重度化することはあまりないが，神経再生速度と神経再生段階に応じ刺激を入力し再教育する．しかし，脳への働きかけが PD に対し直接作用するかどうかは不明である．

5 認知再教育（Cognitive Re-education）

PD などの脳障害により起こる高次脳機能障害のうち，失行，失認に対するものを指し，特に作業療法が対象となる．理学療法では動作指示により運動の再教育をすることが多く，失行などの場合，細かい運動指示を意識することで拙劣になることも多い．このような場合，作業活動を利用し視覚，聴覚による代償を利用し，各機能の再教育とするものである．

6 精神科作業療法（Psychiartic OT）

作業による精神的安定，職業要求，日常生活の訓練と職務を果たす責任により，知的活動の維持

表1　能力低下に対する作業療法，理学療法

Disability	作業療法	理学療法
動作能力	日常生活動作訓練 身の周り動作 　整容動作 　食事動作 　更衣動作 　トイレ動作 　入浴動作 　書字動作 家事動作 義手訓練 家具，自助具　等 職業関連動作訓練	基本的動作訓練 　寝返り 　座位 　立位 　歩行 　その他の 　　移動訓練 義足訓練，装具

表2　機能障害に対する作業療法，理学療法[3]

Impairment	作業療法	理学療法
関節可動域 筋力 持久力 協調性	運動性作業療法	運動療法
心肺機能 （全身生理的機能）	計測性作業療法	運動療法
心身機能	緊張性作業療法	
感　覚	感覚再教育	運動療法（深部覚）
認　知	認知再教育	
疼　痛		物理療法

治療・訓練	stage Ⅰ	stage Ⅱ	stage Ⅲ	stage Ⅳ	stage Ⅴ
関節可動域運動	自動運動 →		自動介助運動 →		他動（拘縮予防）
筋力維持・増強運動	自主練習・指導 →	可能な運動による維持 →		可能な作業療法の選択	
筋持久性運動	日常生活範囲での維持		可能な作業療法の選択		
協調性運動（躯幹）	交互変換（相反運動）　立位での安定（作業療法）→			座位での安定	
全身調整運動（心肺機能）	可能な動作による維持 →		臥位での運動 →		呼吸運動・介助
痛みの改善	継続した関節内運動機能障害に対する治療				
認知再教育（失行・失認）	可能な作業課題 →	環境設定（転倒予防）			
精神障害	嗜好に合った作業課題 →		簡単な作業 →	ベッド，車いすで可能な作業	
基本的動作訓練	全身調整も兼ねた習慣的歩行訓練		安全な移乗方法の訓練・指導		介助者への指導
応用的動作訓練	動作チェック →		安全な身の回り動作の方法指導		

図1　病期別理学療法，作業療法の流れ

を図るものである．グループワークやレクリエーションを通じて共同社会への参画を促す．

　PD の場合，発症初期から精神症状や認知機能低下が認められることも多く，作業療法による対応は重要といえる．

7　応用的動作訓練

　表1 に示すように日常生活動作および職業関連動作までを含み，その範囲は広く生活に直接かかわる訓練要素が理学療法より多くなる．そのため，進行性の疾患に対して作業療法は生活を通して治療訓練することが可能であり重要といえる．

Ⅳ　病期別理学療法，作業療法の流れ

　PD の進行による経過に加え，薬物長期投薬による副作用と加齢の影響も考慮し理学療法，作業療法は検査・測定を行い，患者にかかわるスタッフと共に評価し，総合判断のうえで治療・訓練を実施する必要があり，病期においてやるべきことが決められているわけではない．しかし進行度合いによりある程度の指標として Yahr 分類における理学療法，作業療法の流れを図1 に示す．

文　献

1) Frederic J. Kottke：KRUSEN'S HANDBOOK OF Physical Medicine and Rehabilitation, 4th ed., 1990, pp436-519.
2) Dunton WR, Licht S：Occupational Therapy Principle and Practice, 2nd ed. chapter fourteen, 1956, p345.
3) 宇都宮初夫：関節ファシリテーション学会基礎コース1 冊子．2004, pp26-27.

（吉野　孝広）

I. パーキンソン病の基礎知識

4 パーキンソン病の外科的治療

本項では，現在本邦において健康保険の適用を受けている外科的治療について，治療法と嚥下や発声発語機能への影響について概説する．

I 治療法について

パーキンソン病（PD）の外科的治療には，脳内の神経核を破壊する破壊術と神経核の刺激を行う刺激術がある．破壊術では，ラジオ波を用いて目的とする神経核の一部を熱凝固により破壊する．刺激術は脳の深部にある目的とする神経核に電極を留置し，脳を刺激することから脳深部刺激療法（Deep brain stimulation：DBS）と呼ばれている（図1）．破壊術や電極の留置は定位脳手術と呼ばれる手術法で行われる．

破壊術は神経核を破壊するため，その効果や副作用は永続し，非可逆的な治療と考えられている．これに対し，DBSは刺激を中止するとその効果や副作用は消失するため，その影響は可逆的である．PDに対しては非可逆的な効果の破壊術より，可逆的な効果が得られるDBSが行われることが多くなっている[1]．

1 破壊術

PDにおいて治療の対象となる神経核は，視床の腹中間（ventrointermedius：Vim）核または淡蒼球内節（internal segment of globus pallidus：GPi）である．視床の破壊術は，1950年代より振戦に対して行われてきていた．1960年代のL-ドパの登場により，その劇的なパーキンソン症状の改善効果から一時は外科手術も行われなくなっていた．その一方で，L-ドパ長期投与による問題（薬効時間の短縮やジスキネジアなど）となってきていた．1992年にLaitinenが筋強剛や寡動，歩行障害などの改善に淡蒼球破壊術が有効であると報告し，外科的治療である機能外科手術が再び脚光を浴びることとなった．

近年，振戦に対して視床Vim核破壊術が行われるが，淡蒼球破壊術は行われなくなってきており，淡蒼球に対する治療はDBSに取って代わられている．

2 刺激術

PDに対する刺激術は，DBSが行われている．刺激を行う神経核には視床のVim核とGPi，視床下核（subthalamic nucleus：STN）がある．Vim-DBSは振戦に対して行われ

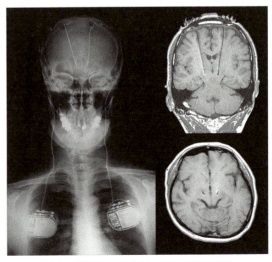

図1　脳深部刺激療法（視床下核刺激）

る．最近では Vim や STN の近傍の posterior subthalamic area（PSA）の DBS も行われることがある．GPi-DBS と STN-DBS では運動障害全般にわたる改善効果が得られ，進行期の PD に対してはこの2者が専ら行われている．

GPi-DBS と STN-DBS により主に改善されるのは，L-ドパの薬効時間の延長，薬効オフ時の薬効の引き上げやジスキネジアが抑制されることである．これにより，運動症状の日内変動を小さくすることが可能となる．

STN-DBS では抗パーキンソン病薬の薬用量を減らすことができるが，GPi-DBS では減らすことはない．

3　外科的治療を考慮する時期

PD の治療の基本は薬物治療とリハビリテーションであるが，薬物治療で改善が不十分な運動症状に対して外科的治療を考慮する．

目標神経核の破壊と刺激による治療効果を一覧表に示す（表1）．

振戦は，病初期より薬剤治療抵抗性であることが多いので，視床破壊術や Vim-DBS，PSA-DBS を PD の病期に関係なく考慮できる．DBS は全身麻酔が必要であったりすることから概ね70歳ぐらいまでの患者が治療適応になるが，局所麻酔のみで施行可能な視床破壊術は手術侵襲としては比較的軽度であるため80歳代の患者にも行うことができる．

STN-DBS や GPi-DBS は，薬効時間の短縮（ウェアリング・オフ）やジスキネジアにより運動症状の日内変動が激しくなった時に行われる．STN-DBS や GPi-DBS は概ね70歳ぐらいまでの症例に行われている．

若年性 PD では L-ドパの長期連用による障害が出現する前に DBS を行い，薬用量を抑えて L-ドパの副作用発現を遅らせるのがよいとの考え方も提唱されている[2]．

GPi-DBS と STN-DBS で改善が見込めるのは L-ドパ反応性運動症状であるため，L-ドパなどの薬剤による症状の改善が得られなくなった Yahr stage 5 の症例は DBS の治療適応とはならない[1]．

表1　定位脳手術の手術方法と効果

手術目標	Vim核		PSA	GPi		STN
	破壊	刺激	刺激	破壊	刺激	刺激
振戦	◎	◎	○〜◎	○〜◎	○〜◎	○〜◎
筋強剛	◎	○	×	◎	◎	○
姿勢反射障害	×	×	×	×	×	○
無動・寡動	△〜○	△〜○	×	○	◎	◎
嚥下障害	×	×	×	×	×	×
構音障害	×	×	×	×	×	×
ジスキネジア	○	○	×	◎	○〜◎	○〜◎
日内変動	×	×	×	△〜○	△〜○	◎
すくみ足	×	×	×	×	×	○

◎：著効　○：有効　△：やや有効　×：無効
Vim核：視床腹中間核，PSA：posterior subthalamic area，GPi：淡蒼球内節，STN：視床下核

Ⅱ　嚥下機能への影響

嚥下障害は，PD 患者の80%以上が経験する障害である．また，嚥下障害は患者の生活の質を低下させ，薬物治療に影響し，PD での主たる死因の1つである誤嚥性肺炎の原因となる[3]．

凝固術では，凝固巣が内包にかかると嚥下障害をきたす．また，両側の破壊術では高率に重篤な構音障害，嚥下障害をきたすため，両側手術が必要な場合には DBS が行われる．

DBS の嚥下機能に対する影響について一致した結果はまだない．これには，嚥下障害を客観的に

評価する方法論が確立していないことが影響している[4].

　しかしながら，実際の刺激の調整の場面において過剰な刺激は喉頭筋の持続収縮をきたし，構音機能に影響する[5]ことから，嚥下機能にも影響があることは容易に推測できる．症例報告ではあるが，刺激により喉頭蓋の持続収縮のため嚥下障害をきたした報告がある[6]．また，DBSの刺激の中断により嚥下ができなくなった症例も筆者は経験しており，DBSが進行期のPD患者の嚥下機能を支えていることもある．

Ⅲ　発声発語機能への影響

　破壊術ではVim核もGPiも内包に隣接して凝固巣を作成するため，凝固巣が内包にかかると永続的な構音障害をきたす．

　DBSによる発声発語機能への影響については現在広く行われているSTN-DBSによる影響について述べる．STN-DBS後のPD患者の発話障害には運動低下性構音障害，吃音，気息性嗄声，努力性嗄声，痙性構音障害の5つの臨床型が存在する[7].

　STN-DBSにおける発話障害は，STNの外側の内包を走行する錐体路への刺激の波及によること推測されている[7].喉頭筋の異常収縮や声門の閉鎖が不完全になっていることが喉頭鏡による観察で報告されている[5].実際のDBSの刺激条件の調整においては，主には刺激電極の選択と刺激強度により行われる．刺激電極の選択においては脳内に埋め込まれた4極または8極の電極の間で行う双極刺激と電極をマイナス極とし，刺激装置（implantable pulse generator：IPG）をプラス極とする単極刺激がある．双極刺激と単極刺激を比較した場合，同じ刺激強度としても単極刺激の方が刺激効果が波及する範囲が広くなるため，効果が強くなる分，副作用としての構音障害も発生しやすくなる．

　STN-DBS療法患者の発声発語障害への対処法として，運動低下性構音障害が主体で他の病態の併存がない場合は，言語リハビリテーションがよいであろう[8].これに対して，努力性嗄声や痙性構音障害を呈している場合はDBS刺激の調整が最優先となる．DBSが悪影響を及ぼしているかどうかは，DBSをプログラマーにてオフにすると努力性嗄声や痙性構音障害が直ちに消失することで確認できる[7].吃音や気息性嗄声の場合はDBS刺激の調整を行うとともに，吃音が主体となる患者では発話のリズムやスピードをコントロールするためのペーシングボードを使用した訓練を考慮する[8]（第30項参照）．

文　献

1) 手術療法（「パーキンソン病診療ガイドライン」作成委員会・編集，日本神経学会・監修：パーキンソン病診療ガイドライン 2018）．医学書院，2018，pp77-86.
2) Schuepbach WM, Rau J, et al.：Neurostimulation for Parkinson's disease with early motor complications. N Engl J Med 368：610-622, 2013.
3) Suttrup I, Warnecke T：Dysphagia in Parkinson's Disease. Dysphagia 31：24-32, 2016.
4) Troche MS, Brandimore AE, et al.：Swallowing and deep brain stimulation in Parkinson's disease；A systematic review. Parkinsonism Relat Disord 19：783-788, 2013.
5) Tanaka Y, Tsuboi T, et al. Voice features of Parkinson's disease patients with subthalamic nucleus deep brain stimulation. J Neurol 262：1173-1181, 2015.
6) Kataoka H, Yanase M, et al.：Subthalamic nucleus stimulation in Parkinson's disease is associated with a risk of fixed epiglottis. BMJ Case Rep 2009, 2009.
7) Tsuboi T, Watanabe H, et al. Distinct phenotypes of speech and voice disorders in Parkinson's disease after subthalamic nucleus deep brain stimulation. J Neurol Neurosurg Psychiatry 86：856-864, 2015.
8) 坪井　崇：脳深部刺激療法後のパーキンソン病患者における発話障害の病態解明と治療法の開発（科学研究費助成事業データベース2016年度実施状況報告書）〈https://kaken.nii.ac.jp/ja/report/KAKENHI-PROJECT-16K19507/16K195072016hokoku/〉（アクセス日：2018年8月8日）

（松井　利浩）

I. パーキンソン病の基礎知識

5 パーキンソン病と栄養

パーキンソン病（PD）患者の5割以上に嚥下障害を認め，流涎は約8割の患者が経験している．嚥下障害をきたす理由には，
①舌筋の固縮により舌の前後運動を繰り返す．食物の咽頭残留もよくみられる．
②サブスタンスPという神経伝達物質が減少することで，嚥下反射・咳反射が低下している（サブスタンスPの合成を刺激するドパミンがPD患者では減少しているから）．
などが挙げられる．

I 十分な食事摂取量を確保する

十分な食事摂取量を確保できないと低栄養および免疫能の低下を招く．低栄養下のリハビリテーションは禁忌である．低栄養は骨格筋のみならず，呼吸筋や咀嚼筋のサルコペニアを招き，負のスパイラル（図1）に陥る．血球やサイトカインなど免疫に関わるものはすべて蛋白質でできており，低栄養，低蛋白は免疫能の低下をきたす．PDの死因の20～44％を肺炎が占め，死因第1位である．そういった面でも栄養は重要である．また，高齢者は一度栄養障害に陥ると回復に時間がかかる．

口腔からの送り込みが悪く，疲れて途中で食事をやめてしまったり，1日の中で動きの悪い時間帯と食事時間がぶつかることで食べられなくなることがある．前者では，食事の回数を増やして1回の食事量を減らす対策がある．後者の場合，食事の時間帯をずらしてみることを検討する．

II 抗パーキンソン病薬（L-ドパ）との関係

様々な理由によりL-ドパの吸収が悪化し，それにより食事摂取が不良になることがある．
PD患者では消化管運動の障害がみられ，特に便秘は極めて高頻度にみられる．そのために，L-

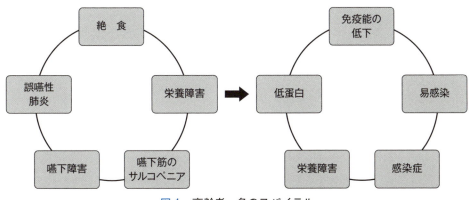

図1　高齢者・負のスパイラル

ドパなどの薬剤吸収が阻害されやすい．食物繊維，水分，プロバイオティクス等の摂取を試みる．

摂取した蛋白質が分解し，血中アミノ酸が増加すると，L-ドパの血液脳関門の通過と競合し，L-ドパの脳への移行が抑制される．そこで，蛋白再分配法[1]を用いることがある．朝食と昼食を糖質中心とし，夕食時に1日必要分の蛋白質を摂取するというものである．

III パーキンソン病患者はなぜ痩せている人が多いのか

痩せた人がPDになりやすいというわけではないようだ．BMIが大きい人の方がPDになりやすいという報告[2]があるぐらいである．PD患者の7〜8割に病早期から嗅覚障害がみられ，これが食欲低下に関与しているようだ．また，9〜27％には味覚障害もみられる．健常者の味覚障害が0〜1％であることと比較すると高頻度である．PDによる自律神経障害として，便秘や消化管の蠕動運動障害もみられる．PDによる精神障害として，40％にうつを合併する側面もあり，うつによる食思不振にも注意が必要である．抗パーキンソン病薬の副作用で食欲低下をきたすこともあり，検討を要する．以上のようなエネルギー摂取障害と振戦等によるエネルギー消費増加により体重減少をきたすと考えられている（図2）．

IV オン・オフ現象

PDの初期にはL-ドパがよく効き，ハネムーン期とも呼ばれる．長期投与するにつれ，徐々に効果時間が短縮し，効果が切れたり（ウェアリング・オフ），症状が突然良くなったり悪くなったりする（オン・オフ現象）ようになる．

オフの時に嚥下障害が強く出る患者の場合，L-ドパが内服できずオンに転じることが困難となり，治療に苦慮することがある．アポモルヒネ（ドパミンアゴニスト〈ドパミン受容体を刺激しドパミンのように作用する〉の注射薬）の皮下注を食事前に施行することで，オンの時間を確保する方法がある．

オフの時は口腔から咽頭への送り込みが悪く，連続した嚥下運動が障害され，錠剤が喉頭蓋谷に停留してしまうこともある．こういった場合でもL-ドパの効果が安定して得られない．

そこで，ロチゴチン貼付剤を導入し，経皮的にドパミンアゴニストを吸収できるようにする方法がある．

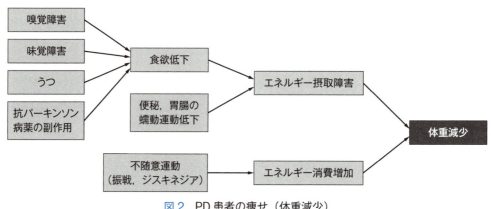

図2 PD患者の痩せ（体重減少）

Ⅴ 耐糖能の問題

PD患者は，しょ糖を含む菓子類を好む傾向があり，耐糖能異常を示す患者が50％以上存在する[3]．PD患者が糖尿病を合併すると，さらに胃腸の蠕動運動が低下する．また，高血糖はミトコンドリアからの活性酸素の産生を亢進させ，ドパミン産生神経細胞死を誘導するといわれている．したがって，しょ糖の過剰摂取に注意する必要がある．

Ⅵ PEGの適応

PD患者の生命予後は決して悪くなく，平均余命は一般より2～3年短いだけである．ただ，高齢者の場合，脱水，栄養障害に陥りやすい．嚥下障害が強いケースや流涎が多い場合には，PEG（経皮内視鏡的胃瘻造設術，percutaneous endoscopic gastrostomy）は有力な選択肢といえる．近年，PEGに対してネガティブなイメージがあり，家人の同意を得られないことも少なくない．経口摂取の喜びを奪うことになるのではないかという懸念を抱かれることも多い．そこで，水分と内服薬はPEGから確実に投与し，食事はなるべく経口で行うという提案をすれば，受け入れてもらいやすくなるであろう．

文 献

1) 橋本幸亜：パーキンソン病の栄養療法の確立に向けて．日本静脈経腸栄養学会雑誌 32：1453-1455, 2017.
2) 平山正昭：パーキンソン病の痩せ．Frontiers in Parkinson Disease 6：56-58, 2013.
3) 頃安倫代, 佐古田三郎, 他：パーキンソン病患者における食事内容と抗パーキンソン病薬との関連に関する予備的研究．日本臨床栄養学会雑誌 39：166-174, 2017.

（西村 卓士）

I. パーキンソン病の基礎知識

6 パーキンソン病と認知症

I パーキンソン病と認知症の合併

パーキンソン病（PD）患者は，高率に認知機能障害を合併する．PDでは，発症から20年で約90％が認知機能障害を合併するとされている[1]．高齢化に伴いPD患者は増加し，国民の平均寿命の延びによる患者群の高年齢化を考慮すると，横断的には全患者の約40％（31〜60％）が認知症を合併しているといわれる（図1）．

1 PD患者の認知症の特徴

運動症状（振戦，無動，姿勢反射障害など錐体外路症状）の出現初期から40％程度に注意機能，遂行機能などで認知機能障害がみられる．物忘れが主体となるアルツハイマー型認知症に比して，初期にはMMSE（Mini-Mental State Examination）の得点低下は顕著

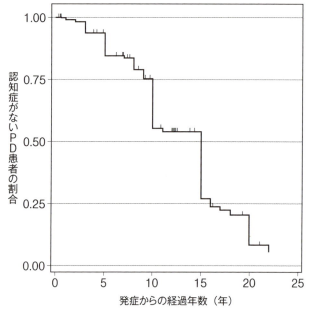

図1 PD発症からの経過年数による合併割合
（文献1を改変）

でないが，視空間認知，注意機能，遂行機能が早期から障害され，道に迷いやすいなどの傾向がある．認知症に至らない比較的病初期にも認められる認知機能障害として，遂行機能，作動記憶，手続き記憶などの記憶機能のほか，視空間機能，注意，情報処理機能，社会的認知などの障害が報告されている．目立つ前頭葉機能障害，皮質下機能障害，後頭葉機能障害の検出にMoCA-J（Montreal Cognitive Assessment-Japan），FAB（Frontal Assessment Battery at bed side），Parkinson's Disease－Cognitive Rating Scale（PD-CRS），the Mattis Dementia Rating Scale Second Edition（MDRS-2）が有用である．また，幻覚，特に幻視，妄想，うつ，不安，意欲低下，易怒性などの認知症に伴う行動・心理症状（behavioral and psychological symptoms of dementia：BPSD）が前景になることがしばしば見受けられることが特徴である．レム睡眠行動障害もみられることが多い．他方，PDとして治療中に幻覚，特に幻視，妄想などの出現の際は，抗PD薬の影響を十分に検討することも大切である．

認知症を合併するPDまたはパーキンソン病認知症（認知症を伴うPD，Parkinson's disease with dementia：PDD）の危険因子としては，①高齢，②高齢発症，③運動症状が高度であること，④罹

病期間が長いこと，⑤振戦のない無動・筋強剛優位型，⑥姿勢反射障害・歩行障害型，⑦ RBD（レム睡眠行動障害）の存在，⑧高度の嗅覚障害，⑨うつの併存，⑩語想起（言語性流暢度課題）障害などが挙げられる[2)]．

2 認知症を合併するPDとレビー小体型認知症の関係

認知機能障害の頻度，重症度は，PD の運動症状重症化とともに増加する．認知機能障害が重症化，不可逆化して日常生活を障害するようになれば，パーキンソン病認知症と呼ばれる．PDD は，横断的にはレビー小体型認知症（dementia with Lewy bodies：DLB）と同様な認知・精神機能障害，病理像を呈し，病態が共通する連続疾患と考えられる．臨床的には両者は「1 年ルール」により区別され，運動障害が認知症や幻覚・妄想に 1 年以上先行して生じたものが PDD，認知症や幻覚・妄想がパーキンソニズム 1 年未満ないし先行するものが DLB であるとされる．

3 PD, PDD, DLB の病理像

PD の病理像は，黒質の変性，萎縮，減少と残存細胞内へのレビー小体の出現が特徴的である．現在では，黒質以外に多くの部位の障害が分かっており，特に迷走神経背側核，交感神経，嗅球，青斑核，縫線核，マイネルト基底核，扁桃体に細胞変性，レビー小体がみられ，さらには大脳皮質にレビー小体がみられる．レビー小体の主成分は，α-シヌクレインの凝集である．したがって，シヌクレイノパチーともいえるレビー小体を伴う病理は，PD，PDD，DLB でみられるもので共通である．そこで PD，PDD，DLB を含めてレビー小体病（Lewy body disease：LBD）と総称されることが推奨されつつある[3)]．前述の「1 年ルール」には線引きの根拠はないため，疑問視する動向もある．いずれにせよ，PD 患者の認知機能低下は中枢神経病理の拡大に伴う症状であり，進行とともにいずれは出現することから，リハビリテーション，療養指導を行っていくうえで避けては通れない問題症状である．

4 うつと幻覚

PDD 患者 537 例の精神症状を Neuropsychiatric inventory（NPI）で評価し，うつを 58%，アパシーを 54%，不安を 49%，幻覚を 44%，易刺激を 30%，激越を 33%，行動異常を 22%，妄想を 13%，脱抑制を 12%，多幸を 4% に認めたとする報告がある[4)]．PDD／DLB 患者では，アルツハイマー型認知症患者と比較すると有意にうつの頻度が高い[5)]．幻覚，妄想も重要な非運動症状である．幻覚では，生々しい幻視が特徴的である．すなわち，家族や見知らぬ人間の影，姿，動物，昆虫などが見える．しばしば夕闇とともに顕在化する．幻聴は，足音，会話の声，音楽などが訴えられる．悪口や命令が聞こえることもある．妄想では，被害妄想，嫉妬妄想，追跡妄想などがみられる．見知らぬ他人が家族とすり替わっているとする誤認妄想（カプグラ症候群）も訴えられる．幻覚，妄想は様々な原因で生じるが，認知機能の低下とよく相関しており，系統的な中枢神経系の変性，脱落が主要因と考えられる[4)]．そうした観点からは，PDD／DLB において幻覚，幻視，妄想は，BPSD というより中核症状であるともいえる．

II 認知症合併と生命予後との関係

PD の認知症合併では，易転倒性，拒薬，嚥下障害，幻視，うつ，アパシーなどにより生活機能を障害し，施設入所や介護困難な臥床生活の背景となり，死期を早めるため，早期からの介入が必要である[6)]．

1 認知症と運動症状，自律神経障害，睡眠異常

PD 自体は進行性の変性疾患である．患者によって進行の速さはそれぞれであるが，一般的に振戦が主症状だと進行は遅く，適切な治療を行えば，通常発症後 10 年程度は普通の生活が可能である．このことから，PD 患者の生命予後は，一般的には決して悪くなく，平均余命は一般より 2〜3 年短いだけとされてきた．しかし，初期から動作緩慢が主症状であるものは病勢進行が速く，認知症を合併しやすい．また，認知症を発症すると運動症状や自律神経障害は早く進行するという相互関係がある．動作緩慢主体の PD では，運動症状，認知機能障害，幻視，幻覚，妄想，うつ，意欲の低下などの多彩な非運動症状，睡眠障害（昼間の過眠，レム睡眠行動障害など），自律神経障害（便秘，頻尿，発汗異常，起立性低血圧）が早期より認められ，進行が速い．認知症を合併する PD（PDD／DLB）の生命予後は 10 年未満である．したがって，認知症の合併は生命予後に影響するといえる．

2 運動症状，認知症と摂食嚥下障害

PD の運動症状に由来する嚥下障害がある．それに加え，認知症により，遂行機能障害，注意機能障害，意欲低下をきたし，食事摂取の段取りがうまくいかず，介助が必要となる．意識レベルの低下や幻視が出現する場合には誤嚥の頻度が高く，摂食を避けることが必要となる．また，拒薬がみられることもあり，内服治療に支障をきたすことにより症状悪化の悪循環をきたす．認知症が重度になると食物摂取行動自体が障害され，食塊を口に含んだままの状態が持続し嚥下に到達できない．このように，PD に合併した認知障害の進行による摂食・嚥下機能の低下から，脱水，低栄養，誤嚥性肺炎，窒息などのリスクが高まり生命予後をおびやかす．さらに合併する自律神経障害により食道以下の消化管蠕動運動が障害され，逆流誤嚥，イレウスも生じやすくなるが，認知症により症状の訴えが不明瞭なことから重症化することもある．

3 認知症と易転倒性

PD の運動症状，認知症の進行とともに易転倒性が出現する．認知機能障害から繰り返す転倒，幻視やレム睡眠行動障害によりベッドからの転落などもみられるようになる．骨折や外傷，頭部打撲による硬膜下血腫などの治療には，手術や安静が必要となるが，認知症，せん妄のため，安静度維持，良肢位保持などが困難で完治に至らず，ついには，寝たきりとなる可能性が高い．

文　献

1) Hely MA, Reid, WG, et al.：The Sydney multicenter study of Parkinson's disease：the inevitability of dementia at 20 year. Mov Disord 23：837-844, 2008.
2) 立花久大：パーキンソン病の認知機能障害．精神経誌 115：1142-1149, 2013.
3) Barone P, Antonini A, et al.：The PRIAMO study：A multicenter assessment of nonmotor symptoms and their impact on quality of life in Parkinson's disease. Mov Disord 24：1641-1649, 2009.
4) 柏原健一：Parkinson 病の認知症治療．日内会誌 104：1565-1571, 2015.
5) 日本認知症学会・編：認知症テキストブック．中外医学社，pp264-270, 2008.
6) Aarsland D, Brønnick K, et al.：Neuropsychiatric symptoms in patients with Parkinson's disease and dementia：frequency, profile and associated care giver stress. J Neurol Neurosurg Psychiatry 78：36-42, 2007.

（片岡　政子）

I. パーキンソン病の基礎知識

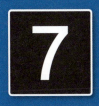

7 嚥下および発話に関連する口腔の解剖と機能

I 口腔の機能と特色

　口腔の機能は，他の身体部位の機能と比較して，多様な役割を持つ．摂食嚥下や消化においては，捕食，咀嚼，吸啜，嚥下に加え，味覚や温度などの感覚受容，唾液分泌等のシステムが相互的，協調的に連動する．また，会話などのコミュニケーション，喜怒哀楽などの感情表現，くしゃみ，咳などの呼吸路（気道）としての役割も挙げられる．
　口腔の機能が随意的，および不随意的に遂行されるために，口唇，頬，歯，顎骨，顎関節，口腔粘膜，顎骨に付着する筋群，唾液腺，舌，口蓋など，多くの器官が，集合的に効果器としてサブシステムを構成する．また，それらに付随する，感覚受容器が感覚信号の発生を脳に伝達し，中枢神経が運動神経を介して統御している．

II 口唇・頬

　口唇は上唇と下唇とからなり，粘膜面は口腔前庭の前壁を形成する．上唇は上方で鼻と接し，外側は鼻翼の外側下端から斜めに口角の外側を走る鼻唇溝が頬との境となっている．下唇では，オトガイ唇溝がオトガイとの境である．口唇は表情筋を外側の皮膚と内側の粘膜が包んでできている皮膚弁である．口唇は，一般に"くちびる"と呼ばれている赤唇縁と，皮膚部，粘膜部に分けられる．
　頬と呼ばれる部分は，顔の部位の中で，口部，オトガイ部，鼻部，眼窩部を除いた部分であり，内面は口腔前庭の後部前壁を形成する．頬の範囲について明確な境界は定められていないようである．
　口唇および頬の構造は表情筋である口輪筋と頬筋を主体としており，口腔側は粘膜，体表側は皮膚が被覆する．口輪筋と頬筋は交錯し頬筋の一部は口輪筋に入り込んでいる．運動神経として表情筋は顔面神経の支配を受け，感覚は三叉神経の支配を受ける．
　口の周囲の筋は口裂の開閉，口唇の突出，口角の牽引といった運動を通じ，吸う，すする，吹く，捕食，摂取した食物の口腔外への漏出防止，および両唇音 /p/，/b/，/m/ の発声の際に一助を担う．さらに表情の発現に関与する．

III 舌

　舌は，後方1/3の舌根，前方2/3の舌体からなる．舌体の先端を舌尖といい，外側縁を舌縁と呼ぶ．舌の上面を舌背，正中線に存在する縦溝を舌正中溝といい，舌体と舌根の境界部には分界溝がある．

一般的な感覚は前方2/3は舌神経，後方1/3は舌咽神経によって伝えられる．味覚は舌前方の2/3は顔面神経の枝の鼓索神経が，分界溝後は舌咽神経の支配を受ける．舌の表面にある舌乳頭は4種類ある．糸状乳頭を除いた茸状乳頭，葉状乳頭，有郭乳頭に，味覚の受容器である味蕾が存在する．舌苔は剥離した舌の上皮細胞や糸状乳頭の角化物，食物の微細な残渣・細菌・真菌などが乳頭の間に溜まることによって生じる．舌の下面には，正中線にある口腔底粘膜に走るヒダがあり，それを舌小帯と呼ぶ．舌小帯の後部の左右には顎下腺管・舌下腺管が開口する舌下小丘がある．下顎前歯部の舌側に歯石が溜まりやすいのは，唾液腺の開口部が近くにあり唾液がプールされやすく，唾液中のカルシウム成分が沈着しやすいためと考えられている．

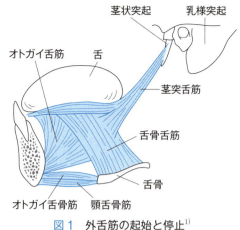

図1　外舌筋の起始と停止[1]

1　舌を構成する筋と機能

舌の突出と後退を起こす筋は，舌の外に起始する外舌筋が担う．外舌筋は，側頭骨から起始する茎突舌筋，舌骨から起始する舌骨舌筋，下顎のオトガイから起始するオトガイ舌筋からなる（図1[1]）．茎突舌筋，舌骨舌筋が収縮すると舌の後退が起こり，オトガイ舌筋が収縮すると突出が起こる．また，舌の形態変化は舌内部から起始する内舌筋が担う．上縦舌筋，下縦舌筋，横舌筋，垂直舌筋があり，それぞれの収縮により，舌の形態は短く，細く，薄く形態を変える．これらの舌の運動はすべて舌下神経が担う．

舌はその可動性により，咀嚼，嚥下，構音の補助を随意的および不随意的に行う．それらの機能は舌単体で行うものではなく，口腔領域の組織と連動して遂行される．咀嚼においては，下顎の動きや頬と協調して食塊を咬合面に拾い上げる．嚥下の際には口蓋に押し付けることで前方，側縁を封鎖し，食塊を咽頭へ送り込む．構音においては，舌尖と前歯歯頸部で破裂音 /t/，摩擦音 /s/，日本語の /r/ 行音のようなはじき音も作られる．また舌根と軟口蓋では，口蓋音 /k/，/g/ が作られる．これらの筋を支配する神経は，三叉神経第3枝の下顎神経である．

IV　顎の開閉に関わる筋群

下顎骨下顎枝に停止し，下顎の位置と運動をコントロールする筋を顎筋と総称し，機能面から閉口筋と開口筋に大別される．閉口筋として，咬筋，側頭筋，外側翼突筋，内側翼突筋がある．そのうち外側翼突筋は，下顎骨関節突起，関節円盤に停止し，起始は上顎骨（蝶形骨）と前方にあるため，ほぼ水平に走る．そのため，同筋の収縮は下顎の前方と，側方運動に働く（図2[1]）．

開口筋として，外側翼突筋および，舌骨と下顎骨の間に張っている舌骨上筋群（顎二腹筋，顎舌骨筋，オトガイ舌骨筋，茎突舌骨筋）がある．しかしながら，実際は舌骨上筋群の収縮だけでなく，舌骨下筋群（胸骨舌骨筋，胸骨甲状筋，甲状舌骨筋，肩甲舌骨筋）が，舌骨を固定することによって開口ができる．一方嚥下の際には，舌骨上筋群の収縮により，舌骨が前上方に移動し，喉頭挙上が起こる．舌骨上筋群の中で，顎舌骨筋と顎二腹筋前腹は下顎神経支配，顎二腹筋後腹と茎突舌骨筋は顔面神経支配，オトガイ舌骨筋は舌下神経支配である．舌骨下筋群はすべて，頸神経（脊髄神経）支配である．

V 歯牙

　永久歯は，親不知（第 3 大臼歯）を含めると 32 本ある．中切歯，側切歯，犬歯は主として食物の塊から一口分を噛み切るのに使われる歯で，第 1 小臼歯から第 3 大臼歯までの臼歯が臼摩運動に使われる．歯根と歯槽骨の間には，歯根膜が介在する．歯根膜機械受容器は，歯に加えられる力に対して応答し，食物の硬さや咬合力などを感知する感覚受容器である．歯の喪失によって歯根膜が消失すると，歯根膜機械受容器によって感知される情報が中枢に伝達されないため，顎運動の反射性制御機構ならびに食物の性状の認識機構に変化が生じる．このため，適切な咀嚼運動の遂行司令を出すために，脳はこの感覚情報の欠如を学習によって代償しなければならない．したがって，患者の学習能力が低下していれば，咬合に関して適切な義歯を装着しても，十分にその機能を発揮できない可能性がある．

　また一般的に，歯の欠損，歯列不正，不正咬合など歯の異常によって，構音障害が生じるとされている．特に，上顎前歯部の欠損は，破裂音 /t/，摩擦音 /s/ は影響を受けると考えられているが，実際に検討した報告は少ない．歯の異常による構音障害は，従来いわれているほど著しくなく，日常会話には全く支障がないとする報告もある．一方，義歯の場合には，口蓋の厚みや咬合口径が影響するとの報告もある．

VI 口蓋

　口蓋は口腔の天井を成し，上顎骨の裏打ちのある前方の硬口蓋と筋肉からなる軟口蓋から構成される．硬口蓋を覆う粘膜は，前方および側方は歯肉へと続いている．軟口蓋は，硬口蓋の後部に位置し，正中の口蓋垂を含み，両側の膜状の粘膜ヒダ，すなわち前口蓋弓，後口蓋弓に至るまでを範囲とする．前口蓋弓と後口蓋弓の間には口蓋扁桃が存在する．左右の口蓋弓と舌根で囲まれた口腔

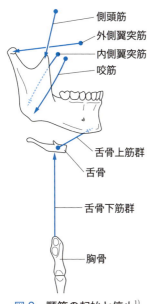

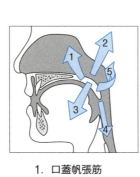

1. 口蓋帆張筋
2. 口蓋帆挙筋
3. 口蓋舌筋
4. 口蓋咽頭筋
5. 上咽頭収縮筋

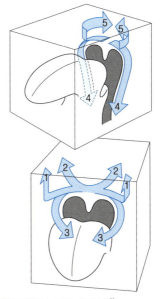

図 2　顎筋の起始と停止[1]　　　図 3　口蓋帆・咽頭閉鎖機能と関わる筋群[2]

から咽頭へとつながる部分を口峡と呼ぶ.

軟口蓋部は,口蓋音 /k/, /g/ の構音点となり,硬口蓋側方部は /i/, /u/, /e/ の構音点となる.

1 口蓋帆・咽頭閉鎖機能と関わる筋群

口蓋帆・咽頭閉鎖機能に関わる筋として口蓋帆張筋,口蓋帆挙筋,口蓋舌筋,口蓋咽頭筋,上咽頭収縮筋,口蓋垂筋も関与する.これら6つの筋が,軟口蓋を挙上,下制,緊張,伸展させている.前口蓋弓を構成する口蓋舌筋,後口蓋弓を構成する口蓋咽頭筋が,下制−弛緩を担い,口蓋帆挙筋,口蓋垂筋が挙上を担う.口蓋帆張筋は下制−緊張を,上咽頭収縮筋は,伸展−緊張を担う(図3[2]).

口蓋帆・咽頭閉鎖機能は,発音,吹く,咀嚼嚥下の際に,軟口蓋の挙上を調整する.

発音において正常な聴覚印象を与えるために,口腔と鼻腔の分離の調節がなされる.発音活動において軟口蓋は発音開始前に挙上する.その運動の主体となる口蓋帆挙筋は,発音活動中に生じる口腔内圧などの感覚情報を用いずに,表出を予定している音素に必要な高さまで軟口蓋の位置を調節する.すなわち,発音開始前の軟口蓋運動は反射ではなく,学習によって獲得された機能であると考えられる[3].

咀嚼中は,軟口蓋は舌と接触して鼻呼吸を保障しているものの,軟口蓋の下垂と舌の挙上を担う口蓋舌筋の働きにより,口峡の開大を調節しながら,わずかずつ食塊を咽頭に送り込む(stage Ⅱ transport).舌が食塊を硬軟口蓋移行部に圧迫すると反射性に口蓋帆張筋が緊張し,より食塊を舌と軟口蓋で圧迫する.さらに口蓋帆挙筋活動により軟口蓋が挙上して口峡が開大し,個人ごとの至適嚥下量が咽頭に送り込まれる.Kuehn らは,口蓋舌筋と口蓋帆張筋に大型の筋紡錘が稠密に含まれることから,これら2筋は反射性に運動し,特に嚥下の口腔期に主要な役割を担うとしている[4].

文 献

1) 中村嘉男:咀嚼運動を遂行する器官系−咀嚼システム(中村嘉男:咀嚼する脳−咀嚼運動をコントロールする脳・神経の仕組み).医歯薬出版,2005,pp19-32.
2) Fritzel B:The velopharyngeal muscles in speech. Acta Otolaryngol 250 (Suppul):5-81, 1969.
3) 舘村 卓:口蓋帆・咽頭閉鎖不全−その病理・診断・治療.医歯薬出版,2012,pp39-52.
4) Kuehn DP, Kahane JC:Histologic study of the normal human adult soft palate. Cleft Palate J 27:26-34, 1990.

(河合 利彦)

I. パーキンソン病の基礎知識

8 嚥下および発声発語に関連する喉頭の解剖と機能

I 喉頭の解剖

　喉頭は，下咽頭と気管の間に位置する．空気の通路が食物の通路と交叉した直後の部位である．軟骨によって枠組みされた器官で，外喉頭筋で宙吊りになっているため，可動性がある．成人では第4-7頸椎の高さに位置する．
　喉頭の上縁は喉頭蓋上縁，披裂喉頭蓋ヒダ，披裂部，披裂間ヒダからなる喉頭口であり，下縁は輪状軟骨下縁である．喉頭内には2対のひだ状の隆起（上方：仮声帯，下方：声帯）があり，両者の間に喉頭室という凹みがある．両声帯間が声門であり，両側の声帯前端が会う部位が前交連である．
　喉頭を形作る軟骨は，輪状軟骨，甲状軟骨，披裂軟骨，喉頭蓋軟骨，小角軟骨である（図1）．輪状軟骨外面と甲状軟骨下角とがなす関節が，輪状甲状関節である．披裂軟骨には前方に向かう声帯突起，後外方に向かう筋突起があり，底面は輪状軟骨上縁外側と接し，輪状披裂関節をなす．この関節には長軸周りの回転運動と長軸に沿う滑り運動がある（図2）．この関節の後内方に張る後輪状披裂靱帯によって両軟骨は連結されており，ここが運動の支点となる．

II 声帯の構造

　ヒトの声帯は，発声に際して振動体としての機能を持っている．声帯の長さは成人男子約20 mm，成人女子約15 mmである．声帯前部は声帯筋と声帯靱帯が主体で，膜様部という．声帯後部は披裂軟骨声帯突起が主体で，軟骨部という．
　ヒトはほぼ対称的な1対の声帯を用いて，会話・歌唱に必要な声の高さ，声色の調節を行う．これが可能なのは，①喉頭筋の働きによって声帯を性質の異なる振動体に変化させうる，②声帯がそ

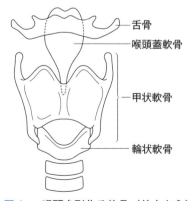

図1a　喉頭を形作る軟骨（前方から）

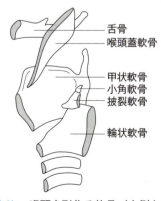

図1b　喉頭を形作る軟骨（内側から）

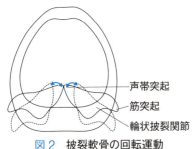

図2 披裂軟骨の回転運動

のような変化を受けやすい構造を有している，という2つの理由による．したがって，声帯の構造は振動体という観点から理解しておく必要がある．発声中最も大きく振動する部位は声帯膜様部中央の遊離縁である．声帯遊離縁付近は層構造を有している．膜様部中央の断面でみると，最表層の粘膜上皮は薄い膜で，声帯の形態を保つ被膜と見ることができる．粘膜上皮の下には，疎な結合織からなる粘膜固有層浅層があり，ラインケ腔と呼ばれる．浮腫をきたしやすい．粘膜固有層の中間層は弾力線維が，深層は膠原線維が密で，これらの線維は声帯遊離縁とほぼ平行に走行する．両者の境界は明瞭ではなく，合わせて声帯靱帯と呼ばれる．声帯靱帯の深層には声帯筋の筋線維が声帯遊離縁とほぼ平行に走行し，声帯の主体をなす．

漿液・粘液の混合腺である喉頭腺は声帯遊離縁付近にはほとんどなく，喉頭室と仮声帯に多い．喉頭腺から分泌される粘稠性液体が声帯表面を覆う．声帯は乾燥すると振動しない．

以上のように声帯は層構造を有し，声帯筋からなるボディを粘膜上皮および粘膜固有層浅層からなるカバーが覆っており，両者の移行部に声帯靱帯がある（図3）．

喉頭蓋の喉頭面，披裂軟骨内面，声帯遊離縁は重層扁平上皮，その他の部位は呼吸上皮である多列線毛円柱上皮で覆われる．喉頭の軟骨に起始停止する筋を内喉頭筋といい，喉頭の開閉，声帯の緊張を調節する．上喉頭神経外枝支配の輪状甲状筋（前筋）と反回神経支配の甲状披裂筋（内筋，声帯筋），外側輪状披裂筋（側筋），披裂間筋（横筋），後輪状披裂筋（後筋）がある（図4）．輪状甲状筋が収縮すると，輪状軟骨と甲状軟骨が前方で近づき，声帯は前後に伸ばされて緊張し，声帯の各層は薄くなる．甲状披裂筋が収縮すると，甲状軟骨と披裂軟骨が近づき，声帯は短くなり，膜様部が内転する．声帯の各層は厚くなる．外側輪状披裂筋が収縮すると披裂軟骨声帯突起が内転し，下方に移動する結果，声帯全体が内転する．披裂間筋が収縮すると左右の披裂軟骨が近づく．声帯軟骨部が内転する．後輪状披裂筋が収縮すると披裂軟骨声帯突起が外転し，上方に移動する結果，声帯全体が外転する．

喉頭の周囲にあって喉頭全体の位置や喉頭内の形態に影響を与える筋を総称して，外喉頭筋という．舌骨下筋（胸骨舌骨筋，胸骨甲状筋，甲状舌骨筋，肩甲舌骨筋），舌骨上筋（顎二腹筋，茎突舌骨筋，顎舌骨筋，オトガイ舌骨筋），咽頭収縮筋（上咽頭収縮筋，茎突咽頭筋，中咽頭収縮筋，甲状咽頭筋，輪状咽頭筋）などであり，いくつかの筋の作用が総合された結果として，複雑なメカニズムの喉頭調節が行われる（図5）．

喉頭の知覚は主に上喉頭神経内枝，一部反回神経最終枝である下喉頭神経が司る．両者には吻合が存在する（Galen 吻合）．

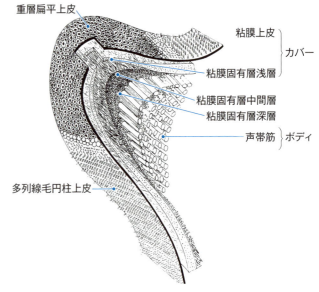

図3 声帯遊離縁の層構造
（平野 実：音声外科の基礎と臨床．耳鼻21:239, 1975．）

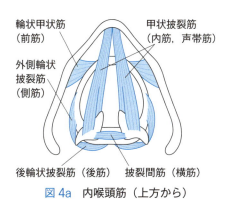
図 4a　内喉頭筋（上方から）

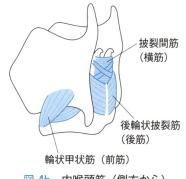
図 4b　内喉頭筋（側方から）

III　嚥下の生理

　嚥下は，飲食物を口腔から胃まで運ぶ一連の運動である．飲食物を横紋筋の随意運動により口腔から咽頭に送り込む「口腔期」，横紋筋の反射運動（反射中枢：延髄）により咽頭から食道に送り込む「咽頭期」，食道平滑筋の蠕動運動により食道から胃に送り込む「食道期」の 3 期に分けられる．

　嚥下に関与する主要な筋は，三叉神経支配である咬筋（側頭筋，咬筋，内側翼突筋，外側翼突筋），顎二腹筋前腹，顎舌骨筋，顔面神経支配である顔面筋，顎二腹筋後腹，茎突舌骨筋，迷走神経支配である内喉頭筋，口蓋帆挙筋，口蓋舌筋，口蓋咽頭筋，茎突咽頭筋，耳管咽頭筋，上咽頭収縮筋，中咽頭収縮筋，甲状咽頭筋，輪状咽頭筋，食道平滑筋，舌下神経支配の内舌筋，舌骨舌筋，オトガイ舌筋，茎突舌筋，オトガイ舌骨筋，甲状舌骨筋である．これらの筋は大脳皮質からの随意指令と延髄からの反射指令を受ける．

　喉頭が関与するのは嚥下反射の期である咽頭期である．咽頭内にある飲食物を食道に送り込むには，咽頭から鼻腔，口腔への通路を遮断するばかりでなく，喉頭への通路も遮断し，食道への通路だけを開き，咽頭内圧を高めなければならない．喉頭への通路の遮断は，①両声帯，両仮声帯が接近するとともに喉頭入口部が括約され，喉頭内腔が閉鎖する，②喉頭が挙上し舌根が後方に移動し，喉頭蓋が舌根に押されて後方に倒れる結果，喉頭入口部が蓋をされる，という 2 種類の動きによる．喉頭の前上方への挙上と舌根の後方移動は口腔期に始まり，咽頭から鼻腔への通路が遮断される時期（軟口蓋が挙上し終わった時期）に，声門閉鎖筋が収縮して喉頭内腔を閉鎖し，ほぼ同時に輪状咽頭筋が弛緩して食道入口部が開く．喉頭内腔が閉鎖している時間は，0.5〜1 秒である．飲食物の先端が食道入口部を通過する頃，舌根と喉頭の挙上は最高に達する．飲食物が咽頭内を通過するにしたがって喉頭は下降し始め，飲食物の後端が食道に入ると喉頭蓋が起き上がり始め，喉頭は開き始め，輪状咽頭筋が収縮し，食道入口部を閉じる．最後に舌根，喉頭が下降する．

IV　発声の生理

　声門閉鎖筋の収縮により声門を適度に閉じた状態で呼気が通過すると，声帯が振動して気流が断続される．その結果，疎密波が生じ音が発せられる．この音を声といい，声を発する行為を発声という．声は，ことばによるコミュニケーションに必要であり，歌唱などの活動にも重要である．発声という行動は，大脳の高次機能，錐体路系，錐体外路系，フィードバック系などの制御を受け，

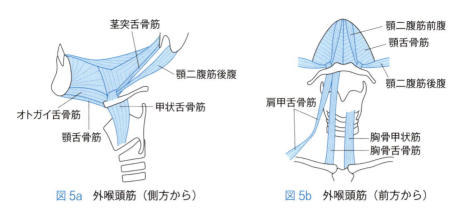

図 5a 外喉頭筋（側方から）　　図 5b 外喉頭筋（前方から）

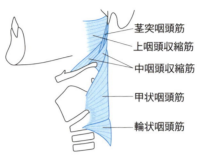

図 5c 咽頭収縮筋（側方から）

心理状態や自律神経系の影響を受けるが，最終的には関与する個々の筋に伝えられる指令と発声器官の状態とによって，その性質が決まる．

　声を出すには声帯が振動し，呼気流を断続することによって，空気力学的エネルギーが音響的エネルギーに変換される必要がある．振動状態が異なると発せられる声の性質が異なる．声帯の振動状態を表すパラメータには，基本周期，振幅，振動の規則性，両声帯間あるいは同一生体内の動きの等質性，粘膜波動の起こり具合，声門の閉じ具合，両声帯の接触状態，声門面積波形などがある．音声の音響物理的パラメータには，基本周波数，音の強さ，周波数スペクトルが，音響心理的パラメータには声の高さ，声の大きさ，声の音色などがある．声帯は男性で 100-150 Hz，女性で 200-300 Hz で振動する．声の高さは声帯の基本振動数によって規定される．声を高くすることは，①輪状甲状筋の収縮により声帯の緊張を強くし，声帯を薄くする，②甲状披裂筋，外側輪状披裂筋の収縮により声門を強く閉じる，③呼気圧を大きくする，などで可能であるが，輪状甲状筋の収縮が最も効果が大きい．声の大きさは声の強さに対応する．声を強くするには，①呼気圧を大きくする，②甲状披裂筋の収縮により声門を強く閉じる，などで可能である．声門原音の音色はその波形と周波数スペクトルに対応する．声門原音の波形は声門における体積速度波形によって規定されるが，体積速度波形は声門面積波形に近い．声門面積波形は喉頭筋の働きや呼気圧により変化する．

　発声の始まりを起声という．声門の閉鎖と呼息が同時に行われ，音声波の振幅，呼気流率がなめらかに増大する「軟起声」，声門閉鎖の前に呼息が始まり，起声直前の著明な呼気の流出によって声門摩擦音が発せられる「気息起声」，声門閉鎖筋の強い収縮により声門を強く閉じた状態で，暴発的な呼息によって発声を始める「硬起声」がある．起声の直後で音声波の振幅，呼気流率が著しく大きい．

（折舘 伸彦）

I. パーキンソン病の基礎知識

9 パーキンソン病と関連疾患の嚥下障害と発話障害

　パーキンソン病（PD）の4主徴である振戦，筋強剛，無動，姿勢反射障害のうち，2つ以上の症状を有する疾患をパーキンソン症候群といい，安静時振戦が目立たない特徴がある．このようなPDに類似する疾患の中で，代表的な疾患の嚥下障害と発話障害の特徴について述べる．

I レビー小体型認知症（DLB：dementia with Lewy bodies）

　60歳以降に発症し，認知症の約30％を占める．レビー小体が大脳皮質など中枢神経系に広範に出現する．変動する認知機能低下，幻視，妄想，無動や筋強剛などパーキンソニズム，起立性低血圧などを呈する．パーキンソニズムに対しては，L-ドパが有効であるが，幻覚などの精神症状が悪化することがあり，服用中の症状に注意が必要である．

1 嚥下と発声発語

　嚥下障害，発話障害は，パーキンソニズム，認知機能，意識レベルによる影響が大きい．嚥下障害は，食塊の咽頭への送り込み障害，咽頭への早期流入，首下がりが出現すると口腔からのこぼれや流涎が認められる．また咽頭知覚低下や咽頭収縮不全，嚥下反射の惹起遅延も出現し，梨状窩や喉頭蓋谷へ残留が生じる．不顕性誤嚥も多い．さらに変動する注意機能，覚醒レベルの変動が嚥下障害を増悪させる．また重症度と関連が少なく，初期から嚥下障害を認める場合もあれば，寝たきりになっても経口摂取が可能な場合もある[1]．発話の様相は，小声でゆっくりとした発話になる特徴がある．進行すると，内喉頭筋の持続緊張による非麻痺性の声帯外転麻痺を発症することもある．

II 多系統萎縮症（MSA：multiple system atrophy）

　40歳以降に発症し，有病率は10万人に5人程度である．運動失調，自律神経障害，パーキンソニズムなどを呈する．小脳性失調を主とするオリーブ橋小脳萎縮症，自律神経症状を主とするシャイドレーガー症候群，パーキンソニズムを主とする線条体黒質変性症がある．しかし現在は，パーキンソニズムが目立つMSA-Pと，小脳性運動失調が目立つMSA-Cに大きく二分されるようになった．

1 嚥下と発声発語

　MSA-Pでは，頸部硬直や筋強剛が早期から嚥下障害や発話障害を引き起こす．食塊の送り込み障害，咽喉頭知覚低下による嚥下反射の遅延，喉頭挙上の短縮により咽頭残留が生じる．無動に伴う食物の咽頭流入や不顕性誤嚥も注意が必要である．また徐々に食事摂取量の減少が生じる傾向にある．発話に関しては，構音動作の運動範囲は保持されているものの，発話速度に構音器官の運動が追いつかず歪みが生じる．また早口，声量低下により発話明瞭度は低下する．声帯運動の低下，胸郭可動性の低下を示すため，咳嗽力も低下する．発話は初期に運動低下性ディサースリアから発

症し，痙性，失調性ディサースリアが出現し，混合性ディサースリアとなる．

　MSA-C は，運動失調で嚥下動作のコントロールが不良となり，咽頭への送り込みと嚥下反射惹起のタイミングのずれが生じる．初期では自然状況下での嚥下の方が誤嚥しにくい場合もある．錐体外路症状の進行に伴い動作緩慢が増し，嚥下障害は顕在化する．食塊形成不全，送り込み障害，嚥下反射の惹起遅延，喉頭挙上距離が短縮し，口腔・咽頭残留を認めるようになる．進行すると錐体路症状が強くなり，小脳症状がはっきりしなくなる．舌下神経障害，舌の萎縮や線維束攣縮も出現し，嚥下障害・発話障害が増悪する．発話は，初期から失調性ディサースリアを認めるが，徐々に運動低下性や痙性などの様相が出現し，混合性ディサースリアとなる．

　ともに嚥下障害は，発症後 2〜3 年で出現する．また発症から 3 年以内に運動障害と自律神経系の障害を合併する患者は，生存期間が短くなるリスクが有意に高い[2]．MSA-P のほうが，症状が重症化する．また進行すると声帯外転麻痺により気道閉塞の危険性も生じ，気管切開や気管食道分離術などの気道確保・誤嚥防止術を施行することがある．

III　進行性核上性麻痺（PSP：progressive supranuclear palsy）

　40 歳以降で発症し，有病率は 10 万人に 10〜20 人である．易転倒性，垂直性核上性眼球運動障害，仮性球麻痺，頸部の筋強剛，頸部後屈，前頭葉機能低下や注意障害を認める．死因は，誤嚥性肺炎が最も多い．嚥下障害の発症率は初期に 16％だが，進行期には 83％とされている[3]．初期から嚥下障害を認めると生命予後に影響する．

1　嚥下と発声発語

　嚥下障害は，発症後 3〜4 年で出現する．仮性球麻痺症状により食塊形成不全や咽頭流入，咽頭への送り込み障害を認める．頸部の筋強剛が目立ち，さらに頸部後屈位になることで，より嚥下反射の惹起遅延，喉頭挙上距離短縮が増悪され，咽頭残留を認めるようになる．また前頭葉機能低下により，一口量の調整や口腔内に取り込み続けるなどのペーシングの障害が生じ，注意散漫による窒息の危険性もある．

　発話障害は初期から出現し，動作が緩慢になり発話全体の速度が遅く，構音に歪みが生じる．また小声や無言，同語反復なども認める．進行すると，内喉頭筋の持続緊張により声帯外転麻痺を発症し，最終的に発声困難になる．呼吸障害を合併すると外科的処置も考慮される．運動低下性と痙性の混在，時に失調性の様相が出現する混合性ディサースリアとなる．

IV　大脳皮質基底核変性症（CBD：corticobasal degeneration）

　40 歳以降に発症し，有病率は 10 万人に 2 人程度である．失行，皮質性感覚障害，把握行動，他人の手徴候など大脳皮質症状，さらに筋強剛や寡動，ジストニアなど錐体外路徴候が出現する．また失語症，人格変化や情動障害なども出現する．症状は一側性である．前頭・頭頂葉と皮質下から変性が始まる．

嚥下と発声発語

　嚥下障害の出現は，比較的進行してからとなる．筋強剛から嚥下動作の緩慢，嚥下反射の遅延などによる口腔・咽頭残留を認めるようになる．また嚥下失行による食塊の口腔内停滞を認める場合もある．進行すると誤嚥性肺炎を繰り返すことも多い．

発話障害は筋強剛による構音障害だけでなく，病変部位によっては，喚語困難や発語失行など失語症状も出現する．また，PSPなどの声帯外転障害と同様に，声帯の外転麻痺によって発声困難，呼吸困難を呈することもある．運動低下性と痙性の様相が混在し，ときに失調性も出現する混合性ディサースリアとなる．

Ⅴ 薬剤性パーキンソン症候群（DIP：drug-induced parkinsonism）

抗精神病薬，抗うつ薬，消化器用薬，血圧降下剤などにより発症する．進行が速く，症状に左右差はない．症状は薬剤の中止により改善するが，中止後，改善までの期間は様々である．運動障害，口・舌のジスキネジアを呈する．活動性の低下を示すこともある．

嚥下障害や構音障害は，錐体外路徴候による影響とされている．動作緩慢による咀嚼動作から咽頭へ送り込みの不良，咽頭早期流入，嚥下反射の惹起遅延，喉頭挙上の低下などを認める．さらに薬剤の副作用による食事中の眠気や筋力低下などにも注意が必要である．

Ⅵ 脳血管性パーキンソン症候群（VP：vascular parkinsonism）

高齢者に多く，大脳基底核や白質などの脳血管障害に起因するパーキンソニズムである．筋強剛，小刻み歩行など錐体路徴候や，仮性球麻痺症状や認知機能低下を認める．多発性脳梗塞，動脈硬化などによる循環不全によって起こるBinswanger型白質脳症などである．嚥下機能や発話障害は仮性球麻痺症状の様相を示す．

文　献

1) 山本敏之，村田美穂：パーキンソン病，レビー小体型認知症の摂食嚥下障害の特徴（こうしよう！パーキンソン症候群の摂食嚥下障害）．アルタ出版，2014，pp46-51．
2) Watanabe H, Saito Y, et al.：Progression and prognosis in multiple system atrophy：an analysis of 230 Japanese patients. Brain 125 (Pt 5)：1070-1083, 2002.
3) Litvan I, Mangone CA, et al.：Natural history of progressive supranuclear palsy (Steele-Rechardson-Olszewski syndrome) and clinical predictors of survival：A clinicopathological study. J Neurol Neurosurg Psychiatry 61：615-620, 1996.

（古西　隆之）

第 II 章

パーキンソン病の摂食嚥下障害

Ⅱ．パーキンソン病の摂食嚥下障害　　1．摂食嚥下障害の評価

10 パーキンソン病の嚥下障害の特徴

Ⅰ　パーキンソン病に対する嚥下リハビリテーションの意義

　パーキンソン病（Parkinson's disease：PD）患者の寿命は，一般高齢者と変わらなくなっている．しかし，死因については様相が異なり，2016 年の日本人の死因は悪性新生物（28.5%）が最も多く，心疾患（15.1%），肺炎（9.1%），脳血管障害（8.4%）と続くのに対して，PD 患者では肺炎（40.9%）が最も多く，次いで悪性新生物（13.3%），心疾患（10.7%），窒息（6.6%），栄養障害（6.6%）と続いている[1]．調査年代が異なるため単純に比較はできないが，PD の死因には嚥下障害との関連が疑われるものが多い．PD 患者にとって嚥下障害は予後決定因子の 1 つであると思われ，嚥下機能の維持，改善させることが期待できるリハビリテーションの担う役割は大きい．

Ⅱ　パーキンソン病患者の嚥下障害に向き合うために必要な知識

1　嚥下障害の関連する知識（表1）

　PD 患者においては，嚥下障害を早期に発見し重篤化させないことが重要である．しかし，臨床では嚥下障害が重篤化し，誤嚥性肺炎を発症してはじめて気づかれることも少なくない．その背景には，患者が嚥下障害の自覚に乏しいことや，嚥下障害と Hoehn-Yahr の重症度が必ずしも相関するわけではないために，発見が容易ではないことが影響しているものと考えられる[2]．しかし，嚥下造影を用いた検討[3,4]では，病初期より口腔期から咽頭期まで多彩な異常所見を認めることが指摘されており，我々は，嚥下障害が病初期から発症している可能性を念頭に置いておき，罹病期間や自覚症状，そして運動障害の程度にとらわれずに積極的に嚥下機能評価を行っていく必要がある（図1）．

　そして忘れてはいけないのが，PD は進行性疾患であるために経過の中で新たに誤嚥のリスクが生じるということである．多くの PD 患者が経過中にウェアリング・オフ現象やオン・オフ現象が出現するが，どちらもオフ時には咳嗽力や嚥下機能が低下するために，誤嚥のリスクが増大する．そのため食事や嚥下訓練はオフの時間帯を避けることが望ましい．また，ウェアリング・オフ現象やオン・オフ現象がみられる患者では，患者の自覚の有無によらず服薬時に嚥下評価を行い，特に薬剤の口腔および咽

表 1　嚥下障害に向き合うために必要な知識

- 嚥下障害は高頻度（50%～90%）に認める．
- 嚥下障害と Hoehn-Yahr の重症度とは相関しないことがある．
- 嚥下障害が病初期より存在することがある．
- 嚥下障害の自覚に乏しい．
- 不顕性誤嚥のリスクが高い．
- ウェアリング・オフ現象，オン・オフ現象のオフ時は嚥下機能が低下する．
- 嚥下時の無呼吸時間が短いほど誤嚥のリスクが増加する．
- 嚥下後の吸気再開は誤嚥のリスクが増加する．
- 咳嗽力が弱いほど誤嚥のリスクが高まる．
- サルコペニアの基準を満たす PD 患者が存在し，PD の重症度と相関する．
- 非運動症状は嚥下障害や栄養障害を引き起こす可能性がある．
- 非運動症状の治療に使用される薬剤は嚥下機能を低下させることがある．

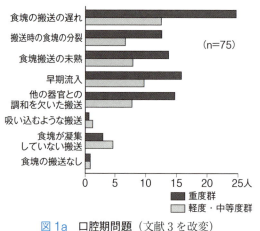
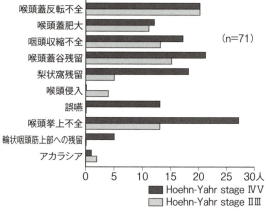

図1a 口腔期問題（文献3を改変）　　図1b 咽頭異常所見と重症度（文献4を改変）

頭内での残留に気を配っておく必要がある（図2）．オフ症状により経口から服薬が困難な患者には，一時的にオフ症状を改善させるレスキュー薬として，アポモルヒネ塩酸塩注射液（アポカイン皮下注）が用いられている．ロチゴチン（ニュープロ パッチ）は1日1回身体に貼るだけで，薬効を経皮的に吸収させる効果があり，薬剤の減少が期待できるために，服用が困難な嚥下障害患者に使用されることがある．

PDでは症状の進行に伴い，嚥下機能だけでなく栄養面に問題が生じてくる[5]．低栄養は骨格筋量を減少させることでサルコペニアを引き起こし，嚥下障害を増悪させる．PD患者210名（平均年齢73歳，女性38％）の筋量，握力，歩行速度を調査した報告では，男性28.5％〜40.7％，女性17.5％〜32.5％と決して低くない頻度で認めている[6]．このような栄養面に問題をきたしている患者へは，リハビリテーション栄養の知識を持ち，栄養状態に合わせた嚥下訓練の選択と負荷量を決定が必須となる（第5項，第18項参照）．

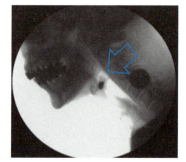

図2 薬剤（カプセル）の喉頭蓋谷残留

❷ 非運動症状に関連する知識（表1）

非運動症状全体の発症頻度は高く，PD患者1072名を対象とした調査で，98.6％に何らかの症状を認めている[7]．主な非運動症状は，精神症状（認知症，うつ，不安，幻覚，アパシーなど），自律神経障害（便秘，排尿障害，起立性低血圧など），睡眠障害，感覚症状である．精神症状は認知期に問題が生じさせ誤嚥や窒息のリスクを生じさせるだけでなく，食事量が減少することで栄養管理上の問題へと発展することも多い．また，精神症状の治療として使用される抗精神病薬は，少量であっても嚥下機能を悪化させこともある．そのため，薬剤投与時には嚥下障害の発症および増悪に備え，嚥下機能への影響が大きいと判断された場合には，薬剤の変更や減量，中止を検討することも必要である．自律神経障害は多様な問題を呈するが，なかでも便秘はPD患者の70〜80％と高頻度にみられる症状である[8]．便秘は抗PD薬の腸管からの吸収を阻害し，運動障害を増悪させる．さらに，便秘は食欲を減退させるとともに嘔吐を誘発し，誤嚥や窒息につながる可能性がある．便秘の原因としては，自律神経障害以外にも運動量低下，食物繊維や水分摂取量の低下，そして抗PD薬の副作用と複数の要因が考えられるが，我々が担える役割をさがし積極的に関わるべきである．

III パーキンソン病患者の嚥下障害の特徴

　PD患者の嚥下障害は，認知期から食道期まで多様である（表2）．そのため，正確に嚥下機能の状態を把握するためには主観的評価だけではなく客観的評価（嚥下造影や嚥下内視鏡検査など）を行うことが望ましい．しかし，全ての患者に客観的評価を実施することは現実的ではない．そこで，本項では，嚥下造影（VF）でみられる異常所見と，発見の手がかりとなる臨床所見を示す．

表2　口腔，咽頭，食道での嚥下障害の特徴

> 認知期
> ・認知機能低下（認知機能変動，食欲低下）
> 準備期・口腔期
> ・舌の振戦
> ・舌の送り込みの問題（ポンプ様運動，分割嚥下，嚥下の躊躇）
> ・食塊の嚥下前の咽頭流入
> ・顎の強剛
> ・咀嚼効率の低下（下顎動作が遅く，振幅が小さい）
> 咽頭期
> ・嚥下反射遅延
> ・舌骨挙上不全
> ・喉頭挙上不全
> ・咽頭腔拡大による咽頭内圧低下
> ・食道入口部開大不全
> 食道期
> ・蠕動運動不全
> ・食塊停滞
> ・胃食道逆流

1　口腔期

　食塊の送り込み障害は，多くの症例でみられる症状である．患者は食塊を咽頭へ送り込もうとしているが，上手く送り込めずに食塊が口腔内で停滞もしくは前後運動を繰り返す様子（ポンプ様舌運動）が観察される（図3）．食塊の送り込みに問題がある患者では，食事時間が長いわりには摂取量が少ないことが多く注意が必要である．我々は，食塊の送り込みに困難を抱える患者に対しての対応として，外的な刺激を嚥下のタイミングに用いた訓練法で効果を得ている[9]（第21項参照）．

　臨床的特徴として，食塊の送り込みに問題を抱える患者は，食事時間が長い，食事を口に溜め込む，流涎が多い，運動症状としては無動や歩行時のすくみが強い印象がある．

2　咽頭期

　咽頭期では食塊の咽頭残留や誤嚥が問題となる．その原因は嚥下反射遅延，舌骨および喉頭の挙上不全，そして食道開大不全などの様々な機能障害が推定される．しかし，PDでは，これらの機能的な問題だけではなく，形態的な問題にも着目する必要がある．1点目は，咽頭腔の拡大についてである（図4）．咽頭腔が拡大している患者は，咽頭収縮力が減弱するために咽頭内圧が不十分となり，食塊が喉頭蓋谷や梨状窩に残留しやすくなる．重度な場合は，食塊が食道入口部を通過せず

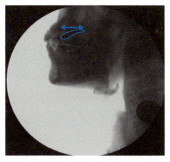

図3　ポンピング舌運動
食塊は前後移動を繰り返すが咽頭へ移送されない．

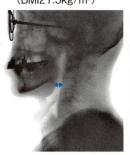
一般高齢者 80 歳男性
（BMI21.5kg/m²）

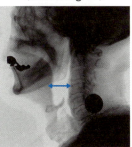
PD患者 78 歳男性
（BMI16.0kg/m²）

図4　咽頭腔の拡大
PD患者（78歳男性）は，一般高齢者（80歳男性）に比べ舌根部と咽頭後壁との距離が長い．

に貯留し続けることになる．このような症例には，代償嚥下法の効果が乏しいことが多く対応に難渋する．臨床的特徴としては，痩せている（BMI 18.5 以下），握力が基準値を下回っていることが多い．

2 点目は，頸部の伸展位である．PD 患者は体幹が前傾になり，その代償として頸部が伸展位となる（図 5）．頸部が伸展位になると食道入口部領域が圧迫されることで食道入口部の開大不全を引き起こす．この頸部伸展位の影響は，外部からの見た目では判断がつきにくい（図 5）．

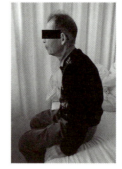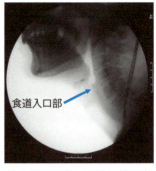

図 5 PD 患者 77 歳男性の側面写真と頸部 X 線写真
X 線写真では，頸椎が伸展位になっていることで食道入口部を圧迫していることが分かる．

臨床的特徴としては，座位または背臥位で顎引きの姿勢がとりにくい，うなずきにくい．また，歩行時にはより頸部伸展位が目立つ場合があり，発見の目安になる．咽頭腔の拡大や頸椎の伸展位による嚥下障害は唾液誤嚥のリスクも高い．特に常に湿性嗄声を呈している症例では重症化している可能性があり，早急な精査が必要である．

3 食道期

食道期では，蠕動運動障害や食物の停滞や逆流は多く認める症状である．これらの症状は，Hoehn-Yahr の重症度が軽度でも多く認める症状であるともいわれており，病初期から注意が必要である．

臨床的特徴としては，症状を訴えることはまれであるが，こちらが質問すると胸焼けや胸痛，そして前胸部の違和感を訴えることがある．

IV まとめ

PD 患者の食べることを支えるためには，嚥下障害の特徴を知り対応を行うことは有効な手段となる．しかし，嚥下障害へのアプローチは嚥下機能だけでなく，非運動症状や服薬状況，そして栄養の改善にも注力することで効果が得られることを忘れてはいけない．

文献

1) Nakashima K, Maeda M, et al.：Prognosisof Parkinson's disease in Japan. Tottori University Parkinson's Disease Epidemiology (TUPDE) Study Group. Eur Neurol 38 (Suppl.2)：60-63, 1997.
2) Ali GN, Wallace KL, et al.：Mechanisms of oral-pharyngeal dysphagia in patients with Parkinson's disease. Gastroenterogy 110：383-392, 1996.
3) 小野高裕, 堀 一浩, 他：舌圧センサシートを用いたパーキンソン病患者の嚥下機能定量評価：バイオメカニズム学会誌 34：105-110, 2010.
4) Leopold NA, Woodward MC, et al.：Pharyngo-esophageal dysphagia in Parkinson's disease. Dysphagia 12：11-18, 1997.
5) Sheard JM, Ash S, et al.：Prevalence of malnutrition in Parkinson's disease：a systematic review. Nutrition Reviews 69：520-532, 2011.
6) Vetrano DL, Pisciotta MS, et al.：Sarcopenia in Parkinson Disease：Comparison of Different Criteria and Association With Disease Severity. Journal of the American Medical Directors Association：523-527, 2018.
7) Barone P, Antonini A, et al.：The PRIAMO study：A multicenter assessment of nonmotor symptoms and their impact on quality of life in Parkinson's disease. Movement Disoders 24：1641-1649, 2009.
8) Cersosimo MG, Benarroch EE：Neural control of the gastrointestinal tract：implications for Parkinson disease. Movement Disoders 23：1065-1075, 2008.
9) Nozaki S, Matsui T, et al.：Rhythm therapy with a metronome to treat dysphagia in patients with Parkinson's disease. Deglutition 1：400-413, 2012.

（杉下 周平）

Ⅱ. パーキンソン病の摂食嚥下障害　1. 摂食嚥下障害の評価

11 薬剤服用時，服用後の注意点と対処法

Ⅰ パーキンソン病と服薬

　パーキンソン病（PD）治療における服薬は，予後を左右する重要な因子である．服薬を怠ると症状のコントロールに影響を及ぼし，悪性症候群発症のリスクを増加させる可能性がある．それゆえ，指示された量とタイミングで薬剤を確実に服薬することが重要である．

　しかし，PD患者は客観的評価において約80％に摂食嚥下障害を認め[1]，さらに不顕性誤嚥も少なくないとされる[2]．嚥下機能と服薬は密接に関係しているため，医療者側は積極的に服薬困難を発見するよう努める必要がある．

Ⅱ 服薬の評価

1 服薬評価

　服薬に関する問診（表1）を行い，可能であれば服薬状況を観察する．また，高齢者は服薬の問題について訴えないことも多いため，医療者側から積極的に服薬に関して困っていることがないか聴取する必要がある．

2 服薬評価における注意点

　質問紙や嚥下スクリーニングテストは誤嚥の有無を判別するために作成されたものが多く，これらのみで服薬困難の患者を抽出することは難しい．また，普通食を摂取している患者でも薬剤が咽頭に残留している症例も多く，咽頭に残留した薬剤を知覚していない症例も少なくない[3]（図1）．脳神経内科疾患の患者を対象とした検討においても，服薬困難を認めた患者の約3割が普通食を摂取しており，1/3の患者は反復唾液嚥下テスト（RSST）と改訂水飲みテスト（MWST）が正常の結果であったと報告している[4]．したがって，平素の食事形態や薬剤の咽頭残留感，嚥下スクリーニングテストの結果のみで服薬の状態を判断すると服薬困難を見逃す恐れがあると考えられる．嚥下内視鏡検査や嚥下造影検査を施行する機会があれば，嚥下機能評価だけでなく，あわせて服薬の評価を行うことが望ましい．

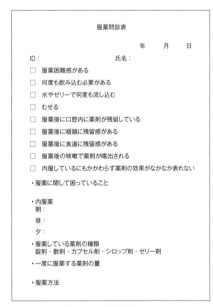

表1　服薬問診表

3 PD患者の服薬評価における注意点

　PDでは，先行期，準備期，口腔期，咽頭期，食道期のすべてにおいて嚥下障害がみられる．そ

のため，服薬評価においても先行期から食道期まで留意する必要がある．服薬に影響する因子として，先行期では手指の無動や振戦がある．これらの障害が生じると，薬剤を袋から取り出す動作や，口へ運ぶ動作が困難となる．準備期や口腔期では，口唇閉鎖が障害されている患者の場合，口唇からの取りこぼしとなって服薬に影響を及ぼす．また，送り込みに障害が生じると，薬剤を咽頭へ送り込むことが困難となる．咽頭期では，嚥下反射惹起に遅延を認める患者の場合，薬剤の誤嚥を引き起こす可能性がある．食道期では，逆流や食道アカラシアなどに注意が必要である．食道アカラシアにより食道の狭窄や運動障害が生じると，食道内に詰まった固形物を誤嚥する可能性があるため，食道下部の評価も重要である[5]．

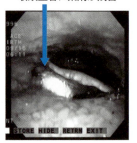

図1　薬剤の咽頭残留
食事形態：普通食
薬剤残留の知覚：なし

Ⅲ 服薬困難への対応

1 原因の検索

不適切な方法（一度に服薬する薬剤の数が多い，水分誤嚥のレベルであるにもかかわらず水で服薬している等）で服薬していないか確認する．

さらに，嚥下障害以外の原因に目を向けることも重要である．便秘や感染症，下痢などが原因の場合は，まずそれらの治療を優先する．また，PD自体は1～2カ月で急速に進行することはないため，「薬が効かなくなった」等の訴えを認める場合は，服薬のタイミングや服薬回数が正確に守られているか確かめることも必要である[6]．

2 服薬経路の選択

経口から服薬することが困難な場合は，経鼻など代替の方法を考慮する．ただし，経口での服薬が長期間にわたり困難な場合は，胃瘻造設なども検討する必要がある．

経口および経管での服薬も困難な場合は貼付剤が有効なこともある[5,7]．また，肺炎や消化器の急な疾病で服薬困難となった場合などは，貼付剤の他に注射剤で対応することも有用である[5]．

3 服薬の工夫

薬剤にはそれぞれ特性があり，服薬方法を誤ると薬剤の効果が十分に発揮されない．服薬方法を変更する際は，医師および薬剤師に確認する必要がある．

■ 服薬方法の工夫

経管栄養の患者の場合は，薬剤を55℃の温湯に入れて崩壊させる簡易懸濁法（図2）が有用である．ゼリーが摂取可能なレベルの場合は，市販の服薬用ゼリーを用いることも有用である．ゼリーと薬剤を一塊にして服薬することで，薬剤の残留を防ぐことができる．ただし患者によっては咽頭で薬剤とゼリーが分離することがあるため，内視鏡などで咽頭残留がないことを確認してから用いることが望ましい．その他，スライス状にしたゼリーに錠剤を埋め込んで丸のみする方法や，水オブラート法[8]などがある．水オブラート法は，薬剤を包んだオブラートを水に浸し，そのまま噛まずに飲み込む方法である．オブラートを水に浸すことでオブラートがゼリー状になり薬剤を覆ったような状態になるため，口腔内で薬剤がばらつくことなく，一塊で服薬することができる．また，とろみのついた水分が摂取可能なレベルであれば，簡易懸濁法で溶解した薬剤にとろみをつけて経口から服薬するとよい．簡易懸濁法で薬剤を溶解すれば，薬剤の残留を心配する必要もない．

送り込みや口唇閉鎖不全，嚥下反射惹起遅延などの障害がある場合は，上記の方法にリクライニングなどの姿勢調整も併用する．一度に大量の薬剤を服薬している場合は，一錠ずつ服薬するなど，一度に服薬する薬剤の数を減らすよう指導する．また，逆流を認める患者の場合は，服薬後すぐ臥位にならないよう指導する．

■ 内服薬の変更

内服しづらい剤形（小さすぎる，大きすぎる等）の場合や，処方されている薬剤が多い場合は，薬剤の剤形変更や処方薬を減らすことができないか医師に相談する．

■ 服薬時間の変更

服薬困難がPDのオン・オフに関係している場合は，オンの時間に服薬できるように医師に相談する．

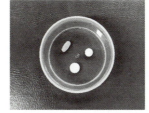
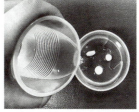
55℃の温湯を入れる

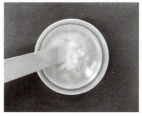
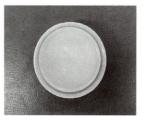
5分後　　　　　　　10分後

図2　簡易懸濁法

■ 環境調整

臨床場面では，食事の水分にはとろみをつけているにもかかわらず，服薬に用いる水にはとろみをつけていない患者に遭遇することも少なくない．食事と服薬は別次元で捉えられていることも多いため，患者本人はもちろん，関係スタッフに対しても適切な服薬方法について情報提供していくことも重要である．

飲み忘れや飲み間違いを防ぐためには，投薬ケースやお薬カレンダーの活用，処方薬の一包化などが有用である．一包化は運動障害などで薬剤の開封が困難な患者にも有用である．

■ 服薬経路の変更

上記のような方法で対応しても経口からの服薬が困難な場合は，個々の状態に応じて経管栄養や胃瘻造設など，経口以外の服薬経路について医師に相談する．

文　献

1) Kalf JG, de Swart BJ, et al.：Prevalence of oropharyngeal dysphagia in Parkinson's disease：a meta-analysis. Parkinsonism Relat Disord 18：311-315, 2012.
2) Bird MR, Woodward MC, et al.：Asymptomatic swallowing disorders in elderly patients with Parkinson's disease：a description of findings on clinical examination and videofluoroscopy in sixteen patients. Age Ageing 23：251-254, 1994.
3) 宮田恵里：言語聴覚士が行う嚥下訓練＜直接訓練＞39. 嚥下に安全な服薬方法は？(福岡達之・編：言語聴覚士のための摂食嚥下リハビリテーションQ&A)．協同医書出版社，2016, pp127-129.
4) 野﨑園子，桂木聡子，他：神経内科疾患における服薬障害．神経治療学 34：112-116, 2017.
5) 矢野成昭：【嚥下機能を考慮した薬物治療実践メソッド】疾患別の対応 パーキンソン病患者への対応のポイント．薬事 59：1827-1830, 2017.
6) 村田美穂：【パーキンソニズムの診断とリハビリテーション】パーキンソン病のトータルケア．MEDICAL REHABILITATION 196：25-29, 2016.
7) Alty J, Robson J, et al.：What to do when people with Parkinson's disease cannot take their usual oral medications. Pract Neurol 16：122-128, 2016.
8) 岸本　真，倉田なおみ：【実践在宅医療入門】患者背景と生活環境を考慮した在宅での薬学管理 身体機能(解説／特集)．薬局 63：2916-2927, 2012.

（宮田　恵里）

II. パーキンソン病の摂食嚥下障害　1. 摂食嚥下障害の評価

12 嚥下機能の評価法 ーパーキンソン病に有効な問診とスクリーニング法

　パーキンソン病（PD）では，患者自身が摂食嚥下障害に気づいていないことも多く，自覚的に症状を訴える頻度は61〜81％という報告がある[1]．さらに，重症度や年齢，罹患期間などとの関連性は低く，これらの情報が摂食嚥下障害の重症度を決定する要因になり得ないこともあるため，摂食嚥下障害に関する重症度判定は慎重に行わなければならない．本項では，初診時に行う問診からスクリーニングテストまでの基本的内容やポイントについて概説する．

I 問　診

　摂食嚥下障害を疑う症状を中心に患者あるいは家族に対して問診や質問紙を実施することで，問題点がどのレベルにあるかを推測する．聖隷式嚥下質問紙は，肺炎の既往，栄養，口腔，咽頭，食道機能，発声機能に関する15の質問項目から嚥下状態をスクリーニングするものである．手塚らはこの質問紙をPD患者に対して実施し，対照群に比してPD群の頻度が有意に高かった項目は「食べるのが遅くなりましたか？」，「お茶を飲むときにむせることがありますか？」，「口の中に食べ物が残ることがありますか？」であったと報告している[2]．また，PDの問診表としてSDQ-J（Japanese version Swallowing Disturbance Questionnaire）がある（表1）．SDQ-Jは，全15問で構成されており，質問1〜14までは「ない」を0点，「まれに（月1回以下）」を1点，「しばしば（週1〜7回）」を2点，「よくある（週7回より多い）を3点とし，質問15では「いいえ」を0.5点，「はい」を2.5点として全15問の合計点を算出する．この合計点が11点以上の場合，「嚥下障害あり」と診断され，その感度は77.8％，特異度は84.6％と検証されており，PD患者の評価として有効であることが示されている[3]．

II ベッドサイドにおける観察

　ベッドサイドでの評価では，口腔機能，発声機能，呼吸機能の評価をあわせて行い，主たる問題点がどこに存在するか見当をつけておくことは，嚥下評価において重要な手がかりとなる．そして，PD患者をベッドサイドで観察する際には，筋力低下や左右差だけでなく，舌をはじめとした口腔諸器官の協調性といった機能面の評価を行うことも重要である．そのため，PD患者の嚥下評価に際しては，口腔準備期から口腔送り込み期への連続した運動，すなわち舌のpull back運動，squeeze back運動ができるのかを評価しておく必要がある．pull back運動は，口唇で把持した綿棒などを臼歯部に移動させる動きを示し，squeeze back運動は舌尖部を上顎歯茎部裏側に圧着させ嚥下する動き（図1）であり，これらは，綿球を用いた食塊の操作状態[4]や綿チップの押しつぶしから嚥下までの過程がどういった状態であるかをみることで評価が可能となる．このほかにもPD患者の嚥下障害を観察するうえで，言語聴覚士は捕食した段階から嚥下反射終了時までに注目してい

表1 SDQ-J[3]

	質問	0 ない	1 まれに (月1回以下)	2 しばしば (週1〜7回)	3 よくある (週7回より多い)
1	リンゴやクッキーやせんべいのような固いものを噛みにくいと感じますか？				
2	飲み込んだ後、口の中、歯ぐきと頬の間、舌の裏に食べ物が残ったり、上顎（うわあご）部分に食べ物が貼りついたりすることがありますか？				
3	食べたり飲んだりするとき、食べ物や水分が鼻から出てくることがありますか？				
4	噛んでいる食べ物が口から出てくることがありますか？				
5	口の中に唾液が多いと思いますか？口からよだれが垂れたり、唾液が飲み込みにくいと感じたりしますか？				
6	噛んだ食べ物がのどを通過するとき、数回、飲み込みを繰り返しますか？				
7	固い食べ物を飲み込みにくいですか？（リンゴやせんべいがのどに詰まる感じがしますか？）				
8	すりつぶした食べ物を飲み込みにくいですか？				
9	食べているとき、食べ物のかたまりがのどに詰まるような感じがありますか？				
10	水分を飲むときにせき込みますか？				
11	固い食べ物を食べるときにせき込みますか？				
12	食べたり飲んだりした直後に声がしゃがれたり、小さくなったり、声が変わったりしますか？				
13	食事以外の時に唾液が気管に垂れこみ、せき込んだり、呼吸しにくかったりすることがありますか？				
14	食事中、呼吸しにくくなることがありますか？				
15	ここ1年で呼吸器感染（肺炎、気管支炎）をわずらったことがありますか？	いいえ		はい	

検査に持参し、担当者にお渡しください．
回答日＿＿＿＿年＿＿＿月＿＿＿日　　氏名＿＿＿＿＿＿＿＿＿＿

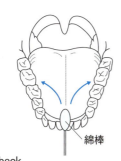

pull back
切歯部の綿球を臼歯部まで動かす練習

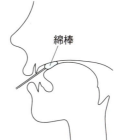

squeeze back
上顎歯茎裏側に把持した綿球を押しつぶし、かつ吸啜するように舌尖部を固定する練習

図1

ることが多いが、捕食までの過程（食器から食具を使用し口に運ぶまでの段階）にも目を向けておく必要がある．

III スクリーニングテスト

1 反復唾液嚥下テスト（RSST：repetitive saliva swallowing test）

反復唾液嚥下テストは、30秒間に空嚥下（唾液嚥下）が何回できるかを測定することにより、随意的な嚥下能力をみる検査である．判定基準は、30秒間に空嚥下が3回未満の場合を「嚥下障害疑い」と判断し、精密検査を実施することが望ましい．本テストは、随意的な嚥下能力をみるため、言語理解の難しい患者や頭頸部腫瘍などにより喉頭隆起が触知しにくい場合は、本来の嚥下機能を

的確に評価できないことも多く，誤判定にも注意が必要である．

池野ら[5]は，頸部皮下脂肪が厚く喉頭隆起が触知しにくい症例や，嚥下反射の判定に難渋する場合に舌骨上筋群を触知し嚥下反射の回数を測定する方法を報告しているが，この方法では口腔内の舌運動も確認することが可能であり，測定開始時より舌骨上筋群（下顎下面）を触知し，嚥下反射までに活発な舌運動が確認できるか否かをみることも可能である．

2　改訂水飲みテスト（MWST：modified water swallowing test）

改訂水飲みテストは，口腔底に注いだ冷水3mLを嚥下し，その反応から嚥下障害の程度を判定する検査である．判定基準は表2に示すが，PD患者の場合には一連の嚥下評価に加え不顕性誤嚥の可能性についてより慎重に判断しなければならない．

表2　MWSTの判定基準

| 1：嚥下なし，むせる and/or 呼吸切迫 |
| 2：嚥下あり，呼吸切迫（不顕性誤嚥の疑い） |
| 3：嚥下あり，呼吸良好，むせる and/or 湿性嗄声 |
| 4：嚥下あり，呼吸良好，むせない |
| 5：4に加え，反復嚥下が30秒以内に2回可能 |

不顕性誤嚥例においても，嚥下後の呼吸変化が軽度であり湿性嗄声も出ない場合があることは念頭に置いておく必要がある．その要因としては，誤嚥あるいは喉頭侵入した水分量が少量である場合や，既に気管レベルまで誤嚥している場合，さらには呼吸機能そのものが弱く，呼吸変化や声質の変化が分かりにくい場合もある．

3　咳テスト

咳テストは，主として不顕性誤嚥の検出を目的としており，不顕性誤嚥を呈するPD患者のスクリーニングテストとしては有効な選択肢となる．施行方法は，1%クエン酸生理食塩水を，超音波式ネブライザを用いて経口で吸入し咳反射の有無を判定する．吸入する粒子の大きさが重要であるため，超音波式ネブライザを使用することが一般的である．PD患者においても咳反射が低下するという報告[6]もあるため，他のスクリーニングテストとあわせて咳テストを実施することで，正確に嚥下障害の検出が可能となる．

本項では，摂食嚥下障害に関するスクリーニングテストを中心に概説した．PDについては，先行期から口腔準備期，送り込み期さらには咽頭期まで障害が及び，その動態は明らかな麻痺による運動機能の障害とは異なっており，スクリーニングテストの単なる実施のみではなく，検査施行中の詳細な動態を分析することにより，問題点が明らかになることが多い．さらに，PDではウェアリング・オフ現象がみられるため，1回の評価結果のみで病態や症状を解釈すると実際の摂食嚥下場面では全く異なる状態になる場合がある．ウェアリング・オフ時には無動症状が前面に出るために，オン時の運動機能も含めた評価が必要である．

また，単一の検査のみでは一連の嚥下運動の一部しか評価できない場合があるため，求心性，遠心性すなわち感覚と運動の両側面を評価することが重要となり，種々の検査を組み合わせて総合的に評価することが求められる．

文　献

1）西澤典子，目須田康，他：パーキンソン病での嚥下障害．脳21 4：386-389，2001．
2）手塚淑恵，木原沙織，他：Parkinson病患者の嚥下障害－質問紙による検討－．神経内科68：488-490，2008．
3）山本敏之，村田美穂・編：こうしよう！パーキンソン症候群の摂食嚥下障害．アルタ出版，2014，pp64-67．
4）Logemann JA：Evaluation and Treatment of swallowing Disorders, 2nd ed. PRO-ED, 1999, pp205-210.
5）池野雅裕，熊倉勇美：反復唾液嚥下テストにおける舌骨上筋群触診併用の有用性について．日摂食嚥下リハ会誌16：148-154，2012．
6）矢内　勝，佐々木英忠：不顕性誤嚥．呼吸20：997-1002，2001．

（池野　雅裕）

Ⅱ. パーキンソン病の摂食嚥下障害　1. 摂食嚥下障害の評価

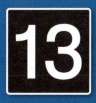 呼吸機能の評価法

Ⅰ 呼吸機能の評価をする目的とその要因

　言語聴覚士がパーキンソン病（PD）患者に対して呼吸評価を行う目的は，ディサースリアと嚥下障害の評価のためである．ディサースリアと嚥下障害の双方に影響する呼吸機能評価には，姿勢評価（胸郭の変形等），呼吸筋力評価，呼吸とその他行為（例：発声，嚥下）の調和等が挙げられる．また，呼吸が嚥下障害に特異的に関与する要因としては，咳嗽反射，咳嗽力が考えられる．呼吸機能の評価法には理学療法士が行うような方法論等が多数報告されているが，本項では，ディサースリアと嚥下障害に対する呼吸評価について概説する．

Ⅱ 呼吸筋の評価

1 姿勢の評価

　胸郭の動きにおいては，脊柱，第1肋骨，胸骨，第10肋骨，肋軟骨から作られる形状の変化が伴う．そのため，深呼吸等で，胸郭拡張について評価することが重要である．L-ドパ等の薬剤使用は，姿勢改善効果に寄与しないことが示唆されている．ただし，PD患者の立位の際の腰椎前彎，腰曲がり姿勢を評価した上で，総合的な理学療法を行うと姿勢改善効果が得られたとの報告がある[1]．姿勢を踏まえた上で，看護師，理学療法士らと共同して臥床時の体位調整を行うことが呼吸器感染症予防につながると考えられる．

2 吸気筋の評価

　健常者の安静吸気時には，吸気筋のうち，ほとんどが横隔膜と外肋間筋しか作用しない．特に主動作筋である横隔膜は，その面積と運動から計算される吸気量の寄与は全換気量の60%にあたるとされている[2]．早期PD症例において，スパイロメータによる測定結果より，吸気筋の筋力低下が推察され[3]，予防的な介入を視座に入れた対応が必要である．吸気筋および後述する呼気筋の測定には，多機能電子スパイロメータのオプションである呼吸筋力センサが有用である．測定時は，吸気努力あるいは呼気努力時の口腔内圧をある一定の肺気量位（total lung capacity：TLC）から減らしていき，吸気，呼気圧の最大吸気口腔内圧（PImax）と最大呼気口腔内圧（PEmax）として測定を行う．これらで得られた値を指標として用いる．機器が使用できない場合には，深呼吸による最大吸気や吸気後の息こらえによる声門閉鎖を評価することが訓練プランを立案する上で有用である．パーキンソン病では，息こらえによる声門閉鎖時間が短縮することが報告されている．

3 呼気筋の評価

　健常者の呼気において，呼気筋は安静時にほとんど筋活動がみられず，吸気筋の弛緩に伴う胸郭の弾性で受動的に呼出される．そのため，呼気筋群の主要な働きは，気道内分泌の除去に関連した

強制呼出であり，特に咳嗽においては，腹筋群の関与が大きい．PD患者では，呼気筋力と呼出の協調性の異常がみられることが報告されている[4]．さらに，PD患者では咳嗽時の最大呼気圧は上昇すると報告されているため，摂食嚥下障害患者にはハフィングが可能か否かを評価し，後に随意的な咳嗽訓練への移行を念頭に置いた評価が必要である．

4 音声言語病理学的評価

呼吸機能は，喉頭調節機能と極めて密接に関与する．発声機能検査装置として代表的なものとして，発声機能検査装置（ホーネーションアナライザ，PA1000（ミナト医科学），図1），ビジピッチ（PENTAX Medical，図2）等がある．PA1000は，喉頭機能における発声障害メカニズムの原因因子の探求およびその種類，程度の決定などに役立つ発声機能検査装置である．

ビジピッチは，音声障害や構音障害などの各種リハビリテーションをはじめ，様々な言語トレーニングに対応している．特に，PDでは呼気流量と発声のミス（不整合）が生じることが報告されており[3]，本機器を用いて，喉頭機能の問題と呼吸機能の問題を複合的に評価することが重要である．さらに，最大発声持続時間と嚥下障害には関連があると報告されている[5]．

5 嚥下時の咳嗽の評価

嚥下における呼吸の役割としては，咳嗽が重要な役割を担っている．PDでは，誤嚥時の反射的な咳嗽（咳嗽反射）が出にくくなる．また，咳嗽反射は，嚥下障害において重要な因子であると報告されている[6]．咳嗽反射を確認する方法としては，ネブライザでエアロゾル水，200μMカプサイシン，クエン酸等を吸入し，咳嗽反射を誘発させる方法がある[7]．言語聴覚士の介入で反射的な咳嗽の改善を図ることは難しいと考えるが，随意的な咳嗽をターゲットにした機能訓練としてLSVT LOUD®が用いられている．適切な手法を身につけて介入することにより，随意咳嗽を改善する可能性が示唆されている[8]．

6 嚥下と呼吸の協調運動の評価

嚥下と呼吸の協調運動の評価は様々な方法で実施されている．例えば，嚥下時の呼吸運動は鼻カニューレから得られた気流を何らかのデバイスで確認することができる．実際には表面筋電図や喉頭挙上を確認するセンサ等と併用し，嚥下と呼吸の協調運動を評価することができる[9]．

脳幹にある呼吸と嚥下の中枢パターン形成機構（central pattern generator：CPG）が呼吸と嚥下の

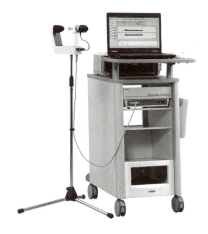

図1 発声機能検査装置（ホーネーションアナライザ，PA1000）

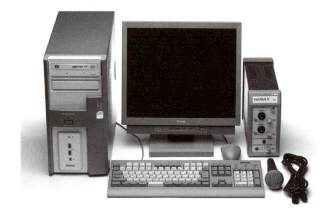

図2 ビジピッチ

協調運動を調整しているが，これは双方向の交流によって起きる．誤嚥を起こさないように，気道は喉頭閉鎖と延髄の神経回路によって調整されており，呼吸と嚥下の協調運動によって保護されている．嚥下と呼吸を調整するプロセス中に呼吸停止が生じ，誤嚥を避けるように働く．この仕組みが破綻すると，誤嚥が生じる原因となる．一般的に健常者において嚥下は呼息の途中で起こり，嚥下中は呼吸が抑制されて無呼吸となる．そして，嚥下後に呼吸は呼息から開始される（E-SW-Eパターン）[10,11]．呼吸相と嚥下のタイミングは誤嚥の発生に大きく影響する因子である[12,13]高齢者は嚥下が吸息の途中で起きる（I-SWパターン）頻度，および嚥下後の呼吸が吸息から再開する（SW-Iパターン）頻度が若年者と比較して高くなる[11,14]．PDでは，SW-Iパターンの頻度が高いと報告されており[15]，SW-Iパターンの頻度の増加と嚥下無呼吸時間の短縮が，喉頭侵入や誤嚥のリスクの予測因子となることが示唆されている[16]．しかし，PDでの嚥下時の呼吸停止時間は特徴的な所見を示す．例えば，早期PD症例では，喉頭挙上から終了までの時間が健常者と比較して長いにもかかわらず，呼吸停止時間（swallowing respiratory pause：SRP）が短い[17]．これらのPDの特徴を踏まえた上で，具体的な訓練方法が提案されることが重要と考えられる．

文 献

1) Kawakami Y, Marumoto K, et al.：The effect of comprehensive physiotherapy-based rehabilitation on stooped posture in Parkinson's disease. J Phys Ther Sci 30：1440-1445, 2018.
2) 谷本晋一：呼吸不全のリハビリテーション，改訂第2版．南江堂，1996, p13.
3) Baille G, Perez T, et al.：Early occurrence of inspiratory muscle weakness in Parkinson's disease. PLOS ONE 13：e0190400, 2018.
4) De Bruin PF, de Bruin VM, et al.：Effects of treatment on airway dynamics and respiratory muscle strength in Parkinson's disease. Am Rev Respir Dis 148 (6 Pt 1)：1576-1580, 1993.
5) Ko EJ, Chae M, et al.：Relationship Between Swallowing Function and Maximum Phonation Time in Patients With Parkinsonism. Ann Rehabil Med 42：425-432, 2018.
6) Troche MS, Schumann B, et al.：Reflex Cough and Disease Duration as Predictors of Swallowing Dysfunction in Parkinson's Disease. Dysphagia 31：757-764, 2016.
7) Hegland KW, Troche MS, et al.：Comparison of Two Methods for Inducing Reflex Cough in Patients With Parkinson's Disease, With and Without Dysphagia. Dysphagia 31：66-73, 2016.
8) Miles A, Jardine M, et al.：Effect of Lee Silverman Voice Treatment (LSVT LOUD®) on swallowing and cough in Parkinson's disease：A pilot study. J Neurol Sci 383：180-187, 2017.
9) Nagami S, Oku Y, et al.：Breathing-swallowing discoordination is associated with frequent exacerbations of COPD. BMJ Open Respir Res 4：e000202, 2017.
10) Martin BJ, Logemann JA, et al.：Coordination between respiration and swallowing：respiratory phase relationships and temporal integration. J Appl Physiol (1985) 76：714-723, 1994.
11) Shaker R, Li Q, et al.：Coordination of deglutition and phases of respiration：effect of aging, tachypnea, bolus volume, and chronic obstructive pulmonary disease. The American journal of physiology 263：G750-G755, 1992.
12) Nishino T：The swallowing reflex and its significance as an airway defensive reflex. Front Physiol 3：489, 2012.
13) Paydarfar D, Gilbert RJ, et al.：Respiratory phase resetting and airflow changes induced by swallowing in humans. The Journal of physiology.483 (Pt 1)：273-288, 1995.
14) Martin-Harris B, Brodsky MB, et al.：Breathing and swallowing dynamics across the adult lifespan. Arch Otolaryngol Head Neck Surg 131：762-770, 2005.
15) Gross RD, Atwood CW, Jr., et al.：The coordination of breathing and swallowing in Parkinson's disease. Dysphagia 23：136-145, 2008.
16) Troche MS, Huebner I, et al.：Respiratory-swallowing coordination and swallowing safety in patients with Parkinson's disease. Dysphagia 26：218-224, 2011.
17) Costa MM, Lemme EM：Coordination of respiration and swallowing：functional pattern and relevance of vocal folds closure. Arq Gastroenterol 47：42-48, 2010.

（永見　慎輔）

Ⅱ. パーキンソン病の摂食嚥下障害　1. 摂食嚥下障害の評価

14 嚥下造影検査の定量評価と訓練立案

Ⅰ 嚥下造影に定量評価を用いるメリット

　パーキンソン病（PD）のみならず摂食嚥下障害を有する患者への有効な介入には，嚥下障害の病態を正確に評価することが重要であり，その評価法として嚥下造影検査（videofluoroscopic examination of swallowing：VF）が幅広く普及している．VFの検査方法は，日本摂食嚥下リハビリテーション学会により標準化されている[1]．しかしながら，臨床でのVFは誤嚥や咽頭残留の有無といった定性的な評価にとどまり，評価を行う検査者の経験によって病態の判断が異なるといった問題が起こりうる．この問題を解決する方法として，VFの定量評価が有用である．VFの定量評価には，撮影されたVF所見を数値化することで嚥下障害の病態を客観的に評価し，適切な訓練方法を選択することができるメリットがある．

Ⅱ 定量評価に必要な解析ソフトウェア

　VFの定量評価には，毎秒30フレームで録画したVF画像をパソコンに取り込んだあと，食塊の移送や嚥下器官の動きを解析する専門的なソフトウェアが必要となる．この動作解析ソフトには，Move-tr/2D（株式会社ライブラリー）やDIPP-MotionV/2D（株式会社ディテクト）など販売されているものから，アメリカ国立衛生研究所（National Institutes of Health）で開発され，無料で利用可能なImageJといったソフトがある[2]．

Ⅲ 定量評価の方法

　VFの定量評価には，食塊の移送や嚥下運動を「時間」と「距離」で解析する方法がある．今回，定量評価の方法について臨床や研究でよく用いられる3つの解析方法について説明する．

1 時相解析
　時相解析とは，食塊の移送に要する時間や嚥下反射が開始されるまでの時間を計測することで，嚥下運動を定量的に数値化する方法である（図1）．時相解析の方法については多数報告されているが，ここでは，Robbinsの計測項目および健常値について提示する[3]．

■ 口腔通過時間（oral transit duration：OTD）
　計測方法：舌の送り込み運動が開始されてから，食塊の先端が下顎枝に到達するまでの時間を計測する．
　健常値：0.5±0.25秒

- 咽頭通過時間（pharyngeal transit duration：PTD）

  計測方法：食塊の先端が下顎枝を超えてから，食道を通過するまでの時間を計測する．

  健常値：0.51±0.09 秒

- 嚥下反射惹起時間（stage transition duration：STD）

  計測方法：食塊の先端が下顎枝を超えてから，舌骨が挙上を開始するまでの時間を計測する．

  健常値：−0.22±0.25 秒

2　動作解析

動作解析とは，舌骨や喉頭など嚥下器官に計測点を置き，安静時から嚥下反射時にかけて起こる嚥下器官の動きについて数値化する方法である．ここでは，動作解析の方法として Kim らによる舌骨の移動距離の計測方法および高齢者の健常値を提示する[4]．

- 舌骨の移動距離

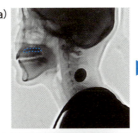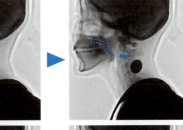
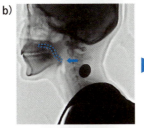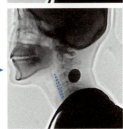
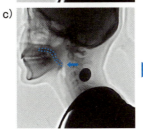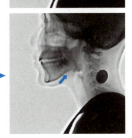

図1　時相解析
a）口腔通過時間（OTD）
b）咽頭通過時間（PTD）
c）嚥下反射惹起時間（STD）

  計測方法：第3頸椎と第5頸椎の前縁を結ぶ線をY軸，Y軸に垂直に交わる線をX軸と規定する．次に，第4頸椎下端を基準点として，舌骨の安静位から嚥下反射時の前方および上方への最大移動距離を計測する（図2）．移動距離については，距離の指標となるマーカー（筆者らは10円玉23.5mmを使用）を被験者に貼付し，定量的な数値として算出する．

  健常値：前方移動距離 1.17±0.55 cm，上方移動距離 1.45±0.66 cm

3　嚥下障害の評価尺度

嚥下障害の評価尺度とは，口腔相から咽頭相での VF 所見をスコア化し，嚥下障害の程度を評価する尺度である（表1）．今回，嚥下障害の評価尺度として Han の Videofluoroscopic Dysphagia

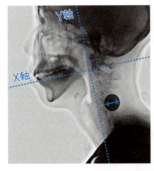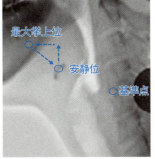

図2　舌骨の移動距離

表1 Videofluoroscopic Dysphagia Scale（VDS）

項目		配点	点数	項目		配点	点数
①口唇閉鎖	正常	0		⑧嚥下反射惹起	正常	0	
	不十分	2			遅延	4.5	
	異常	4			無	0	
②食塊形成	正常	0		⑨喉頭蓋残留	<10%	2	
	不十分	3			10%-50%	4	
	異常	6			>50%	6	
③咀嚼	正常	0		⑩喉頭挙上	正常	0	
	不十分	4			低下	9	
	異常	8			無	0	
④失行（溜め込み）	無	0		⑪梨状窩残留	<10%	4.5	
	軽度	1.5			10%-50%	9	
	中等度	3			>50%	13.5	
	重度	4.5		⑫咽頭後壁の残留	無	0	
⑤口蓋への舌接触	正常	0			有	9	
	不十分	5		⑬咽頭通過時間	<=1.0sec	0	
	異常	10			>1.0sec	6	
⑥嚥下前の食塊流入	無	0		⑭誤嚥／喉頭侵入	無	0	
	<10%	1.5			喉頭侵入	6	
	10%-50%	3			誤嚥	12	
	>50%	4.5		合計：		／100点	
⑦口腔内通過時間	<=1.5sec	0					
	>1.5sec	3					

14項目を①〜⑦の口腔スコア40点，⑧〜⑭の咽頭スコア60点の合計100点でスコア化

Scale（VDS）の評価内容について提示する[5]．

評価方法：VF所見を項目ごとにスコア化し，14項目を口腔スコア40点，咽頭スコア60点の合計100点で算出する．

定量評価を行う上での注意点

食塊の移送や嚥下器官の動きは，嚥下様式が液体による4期モデルか固形物によるプロセスモデルかによって異なる．また，撮影条件が座位またはリクライニング位かによっても影響が及ぼされるため，定量評価を行う場合は，必ず比較する対象間で統一した嚥下様式（検査食）および撮影条件でVFを実施する必要がある．

Ⅴ 定量評価から訓練方法の立案（症例の紹介）

VFの定量評価を臨床上に用いて嚥下訓練を行った症例を紹介する．

1 症例1：重度の嚥下障害より胃瘻造設となったPD患者

VFの目的：嚥下障害の病態把握と嚥下訓練の立案

定性評価：ゼリーにて嚥下後の咽頭残留がみられ，複数回嚥下を行うも食塊の咽頭通過は困難．梨状窩に残留した食塊による嚥下後誤嚥を認める．

解析方法：時相解析（口腔通過時間，咽頭通過時間，嚥下反射惹起時間），動作解析（舌骨移動距離）

定量評価：時相解析の結果，口腔通過時間0.31秒，嚥下反射惹起時間0.08秒と正常範囲であった．一方で，咽頭通過時間1.42秒と延長し，舌骨移動距離は前方移動距離0.32cm，上方移動

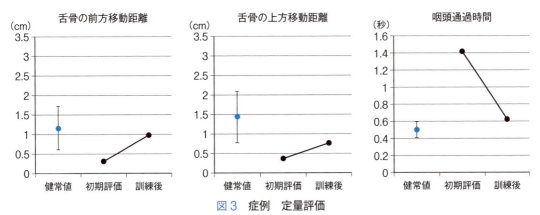

図3 症例 定量評価
初期評価に比べて訓練後に舌骨の前方および上方移動距離が拡大し,咽頭通過時間が短縮している.

距離 0.36 cm と可動性が低下していた.
解析結果からの障害機序:舌骨上筋群の筋力低下による咽頭での食塊移送能の低下.
訓練方法:舌骨上筋群の向上を目的に舌抵抗訓練を1セット20回,1日4セットを2カ月間実施.
訓練の効果判定:定量評価は舌骨移動距離が前方移動距離 0.98 cm,上方移動距離 0.77 cm と増加し,咽頭通過時間は 0.62 秒と短縮した(図3).その結果,定性評価では咽頭残留および嚥下後誤嚥は消失した.

VFに定量評価を加えることで嚥下障害の要因を明確にし,病態に適した訓練方法を選択することが可能である.また,継時的に定量評価を行うことで,自身が選択した訓練の効果判定にも活用することができる.

VI 定量評価における課題

VFに定量評価を加えることは,嚥下障害の病態を客観的に評価する上で非常に有用である.しかし,本邦では嚥下機能について定量化した報告は少なく,若年者から高齢者といった年齢ごとの標準値は存在しない.そのため,今後は各年齢に応じた標準値を作成すべく,データの蓄積が望まれる.

文献

1) 日本摂食嚥下リハビリテーション学会医療検討委員会嚥下造影の検査法(詳細版).日摂食嚥下リハ会誌 18:166-186, 2014.
2) Rasband WS:ImageJ. U.S.National Institutes of Health, Bethesda, Maryland, USA, 1997-2012.〈http://imagej.nih.gov/ij/〉(アクセス日:2019年3月28日)
3) Lof GL, Robbins J:Test-retest valiability in normal swallowing. Dysphagia 4:236-242, 1990.
4) Kim Y, McCullough GH:Maximum hyoid displacement in normal swallowing. Dysphagia 23:274-279, 2008.
5) Han TR, Paik NJ, et al.:The prediction of persistent dysphagia beyond six months after stroke. Dysphagia 23:59-64, 2008.

(今井 教仁)

II. パーキンソン病の摂食嚥下障害　1. 摂食嚥下障害の評価

15 頸部聴診法 —実施手順から病態の推定まで

I 頸部聴診法とその利点

　頸部聴診法は，食物を嚥下する際の嚥下音や嚥下前後の呼吸音を聴診することで，嚥下障害を判定する診断法である．その判定精度は，嚥下障害の有無において，VF画像所見との一致率が80％以上であったと報告されている[1]．本法の利点は，場所を選ばない，簡便である，非侵襲的で繰り返し行えることであり，パーキンソン病（PD）患者のように嚥下機能が変動しやすく，繰り返し評価が必要な際に有効な評価手段となる．

II 頸部聴診法の準備

1　情報収集（問診，口腔器官の運動や姿勢の評価）

　問診では，特に患者が嚥下しやすい食物と嚥下しにくい食物の種類，一口量，食事形態，水分と栄養の不足，嗜好等を把握しておくとよい[1]．また，PD患者特有のオン・オフ現象の有無についても確認すべきである．食事形態は，日本摂食嚥下リハビリテーション学会嚥下調整食分類2013と比較すると分かりやすい．口腔器官の運動や姿勢の評価を実施しておくことも重要である．

2　聴診器の選択

　聴診器は，前屈させた狭い頸部でも聴診できる新生児用等が望ましい．

3　聴診部位の確認

　輪状軟骨直下気管外側上付近（図1）が適しているが，聴診部位が狭い場合は，喉頭挙上を阻害しないように，正中部を避けた喉頭の側面，胸鎖乳突筋の前方を目安にする[2]．聴診時は，聴診器を頸部に密着させる．

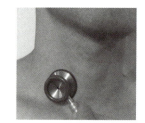

図1　聴診部位

4　口腔ケアの実施，吸引器の準備

　誤嚥性肺炎の発症リスクを軽減するため，事前に口腔ケアを行い，口腔内の清潔を確保する．また，検査前後や誤嚥時の吸引が必要となるため，吸引器を準備しておく．

5　検査食の準備

　冷水，ゼリー，とろみをつけた冷水，ミキサー食，ソフト食，全粥食，軟菜食等，嚥下調整食分類2013のコード0〜4へ段階的に進めるように準備しておくと，摂取可能な食事形態が判定しやすい．

6　PD患者に効果的に実施するための配慮

　PD患者は，オン・オフ現象により嚥下機能が変動するため，評価のタイミングと目的を明確にしておくことが重要である．評価のタイミングとしては，内服時間を基準に，オン状態の良い嚥下を評価しているのか，オフ状態の悪い嚥下を評価しているのかを把握した上で評価することで支援

の手掛かりになる．また，目的としては，オン・オフのタイミングを把握した上で，食事や薬剤の内服，水分摂取が安全にできているか，安全にできる時間帯がいつかを確認することが挙げられる．

　ジスキネジア症例，呼気量が低下した症例では嚥下音が小さく，評価が困難なこともあり，周囲の環境音を小さくして評価を行うことが必要である．

Ⅲ　頸部聴診法の実施手順と病態の推定

❶　手順1：咽喉頭の貯留物を排出し，清明な呼気音を聴取する

　頸部聴診の実施前に，ハフィング（強い呼気）や強い咳嗽を用いて，痰などの咽喉頭の貯留物の排出を行う．自力でハフィングや咳嗽が困難な患者や，指示理解が悪い患者には吸引を適宜行う．咽喉頭の貯留物の排出は，頸部聴診で，清明な呼気音が聴取された場合に完了とする．この手順を怠ると，誤嚥のリスクを上昇させ，診断精度と再現性を低下させてしまうため，特に重要である．

❷　手順2：検査食を摂取する

　検査前に，患者に「いつものように飲んで（食べて）下さい」，「飲み終わったら，普段どおりに息をしてください」と指示する．

　検査食は，中間のとろみをつけた冷水（3mL 程度）から開始する．検査食の摂取時に，咀嚼，舌による食塊の送り込み，喉頭挙上等を観察することも重要である．経口摂取再開時や重度の嚥下障害が疑われる場合には，極少量（1～2mL 程度）から開始する．ただし，唾液嚥下が困難な症例は評価適応外となる．誤嚥が疑われた場合には，ただちに検査を中断し，速やかに誤嚥物の排出，吸引処置を行う．

❸　手順3：嚥下音と呼気音から嚥下障害の症状を判定する（図2左）

■ 口腔期および口腔準備期の嚥下音の判定

　嚥下音が聴取されず，食塊が口腔内にある場合は，食塊は咽頭に送り込まれておらず，食物認知の障害か舌による送り込み障害が考えられる．また，食塊が口腔内にない場合は，食塊は咽頭に流入しているため，嚥下反射遅延が考えられる．複数回の嚥下音が聴取される場合も，食塊を分割して咽頭に移送している可能性があり，舌による送り込み障害が考えられる．

■ 咽頭期の嚥下音の判定

　複数回の嚥下音が聴取される場合は，咽頭に貯留した食塊をクリアしようとする嚥下音の可能性が考えられる．むせは，聴取されるタイミングによって判定が異なる．嚥下前のむせは，食塊は咽頭や喉頭にあるが嚥下反射が遅延しているために喉頭侵入か誤嚥をした可能性があり，嚥下前誤嚥と考えられる．嚥下直後のむせは，気道閉鎖機能の低下か嚥下反射遅延による嚥下中誤嚥として考えられ，嚥下後のむせは，咽頭に残留した食塊による嚥下後誤嚥と考えられる．

■ 呼吸音の判定

　嚥下前の呼吸音に湿性音が聴取される場合は，食塊が咽頭や喉頭内にあることを示しており，嚥下反射遅延が考えられる．嚥下後の呼吸再開時に聴取される湿性音，嗽音，液体の振動音は，咽頭での食塊の貯留，喉頭侵入，誤嚥の可能性があり，特に液体の振動音と嗽音は不顕性誤嚥においても聴取されることが多い[2]．PD 患者のように，呼吸流量が低下している場合は，食塊が振動しないために呼吸音の湿性音は発生しなくなることや，少量の食塊が梨状窩に貯留している場合や誤嚥物が声帯よりも深部まで侵入した場合にも湿性音は発生しないことに留意する[2]．

❹　手順4：判定結果から嚥下障害の病態を推定する（図2中央）

　嚥下音や呼吸音の判定から得られた情報をもとに，PD 患者の病態を推定する．例えば，複数回

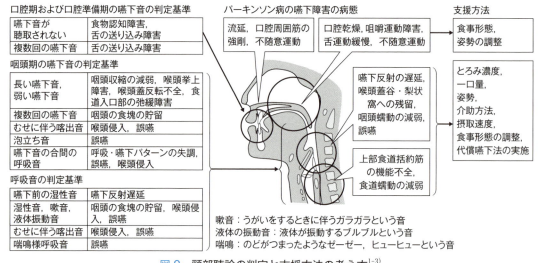

図2 頸部聴診の判定と支援方法の考え方[1-3]

の嚥下音と嚥下後の呼吸音に湿性音とむせに伴う喀出音がある場合では，複数回の嚥下音は咽頭に残留した食塊をクリアしようとする嚥下音と考えられる．また，湿性音は咽頭に残留したがクリアできなかった食塊の振動音であり，むせを伴う喀出音は，この食塊が嚥下後に喉頭内に侵入したか誤嚥したために喀出した音であると考えられる．これらの判定から嚥下障害の病態を推定すると，喉頭挙上減弱，咽頭蠕動減弱，上部食道括約筋の機能不全による食塊の咽頭の残留とその嚥下後誤嚥が考えられる．

手順5：支援方法を実施し，効果を確認する（図2右）

実施する支援方法は，一口量の減量や，姿勢の調整，代償嚥下法の選択等とさまざまであるが，大切なことはその支援方法が効果的であったかどうかを確認することである．頸部聴診法は，支援方法の効果判定としても利用する．支援方法の実施時に，再度頸部聴診を行い，問題であった嚥下音や呼吸音が消失または減少していれば，効果ありとして判断できる．ただし，頸部聴診法のみで嚥下障害を診断できるわけではなく，他の評価方法を併用したり，評価後に発熱や喀痰の増加など肺炎を疑う症状が現れないか注意して観察したりすることも大切である．

VI 嚥下計測のためのAI/IoT機器 GOKURIの紹介

GOKURIは，人工知能が嚥下を測るウェアラブルデバイスであり，頸部装着型嚥下モニターと情報システムがもとになっている．首に装着したセンサで嚥下音や姿勢を計測し，AI技術とクラウドデータベースが解析する．正しく嚥下できたかどうか，嚥下能力がどの程度なのか定量化する．GOKURIは，現在パートナー契約のある事業者のみに提供されている[4]．

文 献

1) 髙橋浩二：頸部聴診法．Journal of CLINICAL REHABILITATION 27：667-676，2018．
2) 大宿 茂：頸部聴診法．老年歯学 28：331-336，2014．
3) 湯浅龍彦，野崎園子・編：神経・筋疾患摂食・嚥下障害とのおつきあい．全日本病院出版会，2007，p29．
4) PLIMES株式会社ホームページ〈https://www.plimes.com/gokuri〉（アクセス日：2019年4月22日）

（上根 英嗣）

Ⅱ. パーキンソン病の摂食嚥下障害　2. 摂食嚥下訓練

16 筋力増強に必要な基礎知識

筋力（muscle strength）の低下は，疾病・外傷だけでなく，加齢や不活動によってもみられる症候であり，患者の能力障害を招く主要な原因の1つである．これらは筋力増強運動によって改善を図るが，筋力低下の程度に応じて，負荷・回数などの強度や様式の設定が必須となり，さらには栄養状態などの条件も運動効果を左右する．しかし残念なことに，実際の臨床現場では，強度の検討も疎かに，「とりあえず10回」という根拠のない回数を押しつけ，疲労には注意を向けず「頑張って」と無責任に声をかける場面に多く遭遇する．

運動を用いた専門的な治療には，詳細な設定が必要であり，これは患者への効果を求めるために欠かせない知識である．本項では，筋力および増強運動における基本的な生理学的知識を述べ，その方法の一部を紹介する．

Ⅰ 骨格筋の構造・筋線維タイプ

骨格筋は，数百の筋原線維からなる筋線維，筋線維が集まった筋線維群（筋束）が集まり構成されている．より詳細な組織解剖については他の専門書に任せ，ここでは運動に際して考慮すべき筋線維タイプについて述べる．

筋線維は，筋機能を効率的に行うために，異なる種類の骨格筋線維が存在している．筋線維タイプについては，ミオシンATPase（mATPase）のpHに対する反応に基づいて，遅筋線維（Type Ⅰ）および速筋線維（Type Ⅱ）に分類される．ヒトの場合，Type Ⅱ線維はさらにⅡa，Ⅱd/xに分類

表1　筋線維タイプによる特性（文献2を改変）

筋線維タイプ	Ⅰ	Ⅱa	Ⅱd/x
筋線維サイズ	小	中	大
グリコーゲン	少	中	多
疲労耐性	高	中	低
毛細血管	多	多	少
ミオグロビン	多	多	少
酸化酵素	高	高	低
収縮速度	遅	速	速
収縮張力	小	小～中	中～大
mATPase	低	高	高

され，これらはそれぞれ異なった特徴を持つ（表1）．mATPase活性は，より高いほど最大収縮速度は速い特性があり，Type Ⅰ線維を1.0とした場合，Type Ⅱa線維は2.3，Ⅱd/x線維で4.1と報告されている[1]．収縮速度のみでなく，表1に示される各特徴から，小さい張力のType Ⅰ線維は疲労耐性に有利であり，それに対してType Ⅱd/x線維は大きな張力を発揮できるが，負荷に対する疲労は早いという特徴を持つ．嚥下関連では，咬合や下顎位置を保持する咀嚼筋にType Ⅰ線維，相対的に速い収縮が要求される舌骨筋群にはType Ⅱa線維が，それぞれ有意に多く含まれる[3]．骨格筋におけるこれらのタイプは，生活における運動習慣や遺伝的因子に応じて割合が異なり，さらに筋線維タイプ間ではタイプ移行が生じることも知られている．筋力強化を図る際には，これらの特性を考慮し，筋力・筋持久性（muscle endurance）のどちらを強化するのかによって，プログラムを検討しなければならない．

16　筋力増強に必要な基礎知識　55

II 筋力低下の特徴

　加齢における筋力低下は，ヒトにおいて避けられない生理的変化の1つである．筋力は筋断面積に比例するため，加齢に伴う筋力低下は筋萎縮が主な原因となる．筋萎縮は筋線維の断面積変化または線維数の減少に起因し，ほとんどの場合この両方の影響を受けるが，その割合は習慣的な活動レベルに加え，遺伝的要因や多数の未知の因子に依存している．骨格筋萎縮の多くは40歳以降，50歳までに始まり，50歳から80歳の間に外側広筋で約50％の線維数の減少が報告されている[4]．そして筋線維タイプでは加齢に伴い，特に Type II d/x 線維の選択的な萎縮がみられる．よって高齢者では筋張力が減少し，俊敏性の低下が確認できる．

　不動に伴う筋力低下も，臨床現場で散見される所見である．これは高齢者に限らず，宇宙飛行士の6カ月無重力環境においても，ヒラメ筋で15％，腓腹筋で10％の筋量が減少し，Type I 線維の選択的な減少が報告された[5]．その他の研究でも不動による影響は，Type II 線維に比べて Type I 線維で明らかであることが報告されている[6]．臨床では，長期臥床後に立位を試みると，わずかな介助で可能であるものの，その耐久性は極めて低い症例に遭遇する．これは不動による Type I 線維の選択的な減少で説明が可能である．また長期の不動は，筋骨格系のみでなく，心肺・循環器・神経系など多くの器官に影響を与えるため，患者に現れる症候は，筋量の減少を含めて多因子的にそれぞれが影響しながら確立されていることも留めておくべきである．

III パーキンソン病における筋の特徴

　パーキンソン病（PD）の主要な徴候の1つに，筋強剛（rigidity）がある．これは固縮とも呼ばれ，筋緊張（muscle tone）に影響を及ぼす．これは他動運動の間，筋の抵抗を感じるもので，運動中常に一定の抵抗を感じ，鉛管を曲げる感覚に似ていることから鉛管様強剛とも呼ばれる．また，運動中の抵抗がガクッ・ガクッと歯車を回転させるような感覚に似ていることから歯車様強剛と呼ばれるものもある．これらは錐体外路系の疾患にみられ，動作は緩慢となる場合がある．PD 患者では，明らかな運動麻痺を認めないため，一次的な筋力低下は起きにくい．しかし，筋力低下が PD の特徴となることや[7]，抗 PD 薬が筋力に影響を与えることなども報告されている[8]．筋力低下では，先に述べた筋線維や筋断面積の変化によるものなのか，あるいは強剛や薬物による，筋の器質的変化を伴わない出力の低下なのか，注意深く観察する必要がある．

IV 筋力増強運動の実践・注意点

　筋力を規定する主要な因子は，筋断面積と前述の筋線維組成，そして運動単位の総数や増員，α 運動神経の発火頻度による調節などの神経系が挙げられる．運動効果は，神経系の影響が先行し，その後筋肥大が筋力へと貢献する．筋力増強運動において考慮すべき点として，過負荷の原則と特異性の原則がある．前者は，筋力向上には一定以上の負荷が必要であり，古典的には最大筋力の60％以上の強度が必要とされている．日常生活活動では最大収縮の約20～30％が利用されており[9]，この程度の負荷では筋力増強効果は期待できない．しかし，最大筋力の85％以上になると，高齢者では筋傷害や血圧上昇のリスクが高まるため，低負荷から漸増的に60～80％程度の負荷が望

ましい．負荷量決定の方法においては，基準となる最大筋力の判定が難しいため，表2を用いると，%1RM（1 Repetition Maximum；1回だけ遂行可能な最大負荷量）を決定できる．例えば，10kgの負荷を使用したある運動が最高で11回繰り返すことが可能であった場合，表2から10kgの負荷量は，その運動において最大筋力に対する70％の負荷量と解釈できる．もし余裕を持って20回繰り返しが可能であれば，その負荷量は60％以下と想定され，筋力増強には効果をきたさない．

表2　反復回数と%1RM

反復回数	%1RM	反復回数	%1RM
1	100	8	80
2	95	9	77
3	93	10	75
4	90	11	70
5	87	12	67
6	85	15	65
7	83	20	60

特異性の原則は，ある動作を獲得するためには，目的とする動作に応じた運動様式を用いることで効果が期待できる．さらに筋収縮には，起始と停止が近づき，筋長が短くなる短縮（求心）性収縮，これらが離れて筋長が長くなる伸張（遠心）性収縮，一定の関節角度で筋の長さが変わらない等尺性収縮があり，これらの様式も特異性の原則に適応される．例えば階段昇降動作獲得のために，大腿四頭筋を強化したい場合は，階段昇降に必要負荷を取り入れた運動を用いると効果的となる．

運動頻度に関しては多くの報告がされている．よく知られたものでは，高強度負荷であれば週2〜3回，低負荷を用いる場合は運動頻度を増やすことが望ましいとされる．運動による疲労には十分配慮し，当日はもちろん翌日の疲労や痛みなどに注意を向けながら頻度の調節を図ることが重要である．

まとめ

筋力低下には加齢や不活動など，原因に応じて特性が異なる．弱化の程度やその原因を検討もせず，一様に決まった回数・負荷を課すことは厳に慎むべきである．もしType II d/x線維を対象とするのであれば，少ない回数でも一定以上の負荷量，速い収縮速度など筋線維タイプを考慮し，そして効率良く目的とする動作を獲得するためには，運動様式にも配慮する必要がある．筋力増強に関する詳細な方法には，まだコンセンサスは得られておらず，筋線維タイプの変換についても不明な点が残されている．これらの点については今後の報告に期待したい．

文献

1) Bottinelli R, Canepari M, et al.：Myofibrillar ATPase activity during isometric contraction and isomyosin composition in rat single skinned muscle fibres. The journal of Physiology 481：663-675, 1994.
2) Houglum PA, Bertoti D：Brunnstrom's clinical kinesiology, 6th ed. F.A. Davis, 2012, pp96-98.
3) Korfage JA, Schueler YT, et al.：Differences in myosin heavy-chain composition between human jaw-closing muscles and supra- and infrahyoid muscles. Archives of Oral Biology 46：821-827, 2001.
4) Faulkner JA, Larkin LM, et al.：Age-related change in the structure and function of skeletal muscles. Clinical and Experimental Pharmacology and Physiology 34：1091-1096, 2007.
5) Trappe S, Costill D, et al.：Exercise in space：human skeletal muscle after 6 months aboard the International Space Station：J Appl Physiol 106：1159-1168, 2009.
6) Pette D, Staron RS：Myosin Isoforms, Muscle Fiber Types, and Transitions. Microscopy Research and Technique 50：500-509, 2009.
7) Koller W, Kase S, et al.：Muscle strength testing in Parkinson's disease. Eur Neurol 25：130-133, 1986.
8) Pedersen SW, Oberg B, et al.：Dynamic strength in Parkinson's disease. Quantitative measurements following withdrawal of medication. Eur Neurol 33：97-102, 1993.
9) Hettinger, TH(猪飼道夫，松井秀治・訳)：アイソメトリックトレーニング．大修館書店，1961, p112.

（新村　秀幸）

Ⅱ. パーキンソン病の摂食嚥下障害　2. 摂食嚥下訓練

17 呼吸，体幹，頸部筋ストレッチの方法

Ⅰ　パーキンソン病患者の姿勢の特徴

　パーキンソン病（PD）では主に，手足が震える（振戦），動きが遅くなる（無動），筋肉が固くなる（筋強剛），身体のバランスが悪くなる（姿勢反射障害）がみられる．これらの影響により体幹，下肢の抗重力伸展活動を行いにくくなるとともに，予測的な姿勢制御が困難になることで体幹，股関節は屈曲し，屈曲優位な姿勢をとることが多い（図1）．

　このため，頸部は代償的に過伸展位で固定的となり，また体幹，頸部の伸展や回旋の運動が制限されることで，嚥下や呼吸，発話に影響を与える．

　また，PD患者は動くことが難しくなり（無動），姿勢反射障害から同じ姿勢を取り続けることが多くなる．このため，筋の粘弾性が低下し，関節拘縮や変形を助長してしまう．筋が機能的に活動するためには筋の長さを維持することが重要

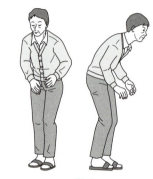

図1
PD患者は姿勢反射障害や筋強剛の影響から，図のように体幹を屈曲し，股関節屈曲，膝関節屈曲，頭頸部過伸展となる[1]．

となる．筋の長さと張りが維持されることで，筋緊張を維持し，筋は活動することができる．ストレッチを行うことで筋の粘弾性を維持することが胸郭の可動性を維持するとともに，肩甲帯や頸部，脊柱の可動性を維持し筋活動を維持することで，呼吸や嚥下，発話にもよい影響を及ぼす．

　本項では，体幹や頸部，呼吸筋へのストレッチ方法を紹介する．

Ⅱ　ストレッチの基本

　まず，ストレッチを行う際は，必ず患者の姿勢が安定した状態で行う．やわらかいクッションの上や，エアマットのような不安定な物の上で座ったりすると，姿勢反射障害により屈曲を強めてしまい，十分なストレッチを行うことができない．また，姿勢反射障害だけでなく，「倒れるかもしれない」という不安感も屈曲の要素を強めてしまう一因となる．ストレッチを行う際は治療用ベッドなどの安定した場所で行うことを勧める．

　次に，セラピストも姿勢が不安定であるとそれを補おうと指に過剰な力が入り，十分にストレッチを行うことができない．セラピストに力がはいってしまうと，患者の動きを阻害したり，痛みを引き起こす危険があるため，しっかりと自分が安定した姿勢でストレッチを行う．

1　両手の使い方

　ストレッチを行う際の手の使い方は，必ず片方は安定させ（動かさない），もう片方を運動させる

（動かす）ように心がける．患者の身体を安定させないと動かしたい場所だけでなく身体全体が動いてしまい，十分なストレッチ効果を出すことが難しくなってしまうため，注意が必要である．

2 拘縮や可動域制限がある場合

すでに拘縮や可動域制限がある場合は，無理をせずゆっくりと動く範囲内で動作を行うことが重要となる．特に胸郭は高齢者では非常に骨折のリスクが高くなるため，十分に配慮することが必要である．

ストレッチを行う際はオン時，オフ時，いずれで行っても構わない．

III 呼吸に影響を与える Core Control

体幹中枢部の安定性は呼吸に大きな影響を及ぼす．体幹中枢部の安定性にはCore Controlが重要となる．Core Controlを形成しているのは，腹横筋，腹斜筋，多裂筋，骨盤底筋群，そして横隔膜である．Core Controlが機能することで腹圧が上昇し，体幹中枢部の安定性を保持することが可能となる（図2）．腹圧が高まると横隔膜の筋の長さが保たれ，機能的に働くことが可能となる．これにより脊柱は伸展し，頸部の過伸展の軽減を図ることができ，さらには腹横筋，腹斜筋の働きで肋骨を下方に引き下げ，肋間筋の長さを維持し，筋活動が得やすくなる．これらの作用により，安定した呼吸を行うことができる．

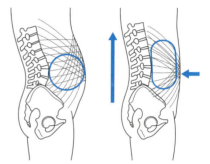

腹圧が抜けている状態．このとき脊柱や骨盤は不安定になる．　腹圧が上がったイメージ．このとき脊柱は立ち上がる．

図2　Core Control[2)]
横隔膜，腹横筋，腹斜筋，骨盤底筋群，多裂筋で構成される．

しかし，Core Controlが機能せず，体幹が屈曲するとまず，腹横筋，腹斜筋が機能しにくくなり，肋間筋が働きにくくなる．次に横隔膜も筋の長さと張りを保つことができず，十分な筋活動が得られなくなる．このため，呼吸補助筋を過剰に使用し，努力性の呼吸を強めることになる．また，腹圧が低下すると呼気を十分にコントロールすることができず，発声量の低下にもつながる．さらに，体幹が屈曲することで代償的に頭頸部の過伸展を強め，嚥下にも影響が出てきてしまう．

これらから，Core Controlが機能するためにも，ストレッチで体幹前面筋の長さをしっかりと維持しておくことが大切である．

IV 体幹筋のストレッチ

1 背臥位

■ 側腹部（腹横筋，腹斜筋，大胸筋）のストレッチ（図3）

背臥位で両膝を立てる．腰椎が前弯しないよう，骨盤は後傾させる．両肩関節は外旋させ，手のひらが上になるように大の字になる（図3a）．

図3bのように，肩を前面から安定させ反対の手で膝を矢印の方向にゆっくりと倒す．

2 側臥位

側臥位でのストレッチを行う際の注意点：しっかりと骨盤を固定し，体幹がグラグラしないようにする（図4）．

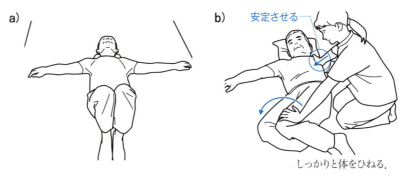

図3 側腹部のストレッチ

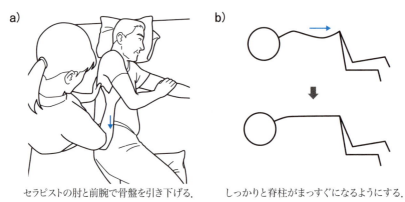

図4 骨盤を安定させる

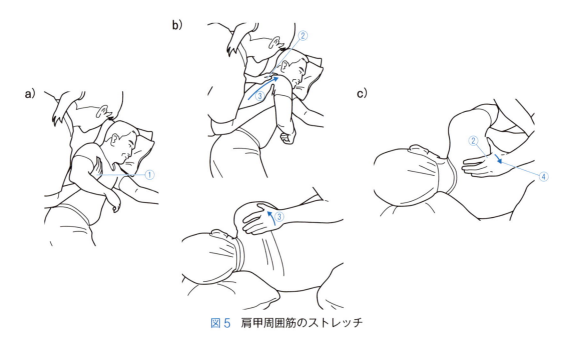

図5 肩甲周囲筋のストレッチ

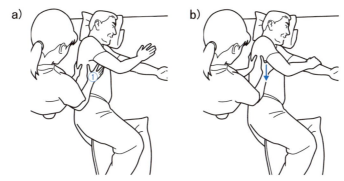

図6 胸郭の運動を促す

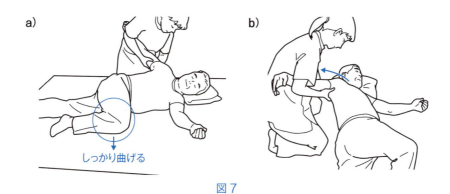

図7

■ 肩甲骨周囲筋（広背筋，大胸筋，僧帽筋，肩甲挙筋，大小菱形筋，前鋸筋）のストレッチ（図5）
 ⅰ）図のように一方の手を患者の上腕を持ち上げながら，大胸筋に沿わせるようにあてる（①）．
 ⅱ）もう一方の手を肩甲骨に沿わせるようにあてる（②）．
 ⅲ）前胸部の手を動かさずに，肩甲骨をゆっくりと上方回旋させ，しっかりと肩甲骨を動かす（③）．
 ⅳ）その後，肩甲骨を脊柱に近づけるように下制内転方向にゆっくりと動かす（④）．
■ 胸郭の運動を促す（図6）
 肋間に指を沿わせ，胸郭を包み込むように手を置く（図6a ①）
 3〜5回に1回，呼気に合わせて胸郭を矢印の方向に動かす（図6b）．
 ※無理矢理胸郭を動かすと，逆に呼吸運動を妨げるので無理に動かさない．呼吸運動を利用して胸郭の運動を促す．
■ 胸郭と脊柱の可動性を促す（図7）
 ⅰ）図7aのように上になっている足をしっかりと屈曲させ，姿勢を安定させる．
 ⅱ）上になっている上肢を腋窩からと肩甲骨を持ち，ゆっくりと矢印のように後方に動かし，胸郭を広げる（図7b）．

V 頸部のストレッチ

1 背臥位（肩甲挙筋，僧帽筋）（図8）

 ⅰ）後頭隆起を把持し，後頸部を引き延ばすように（顎を引くように）する（図8a）．

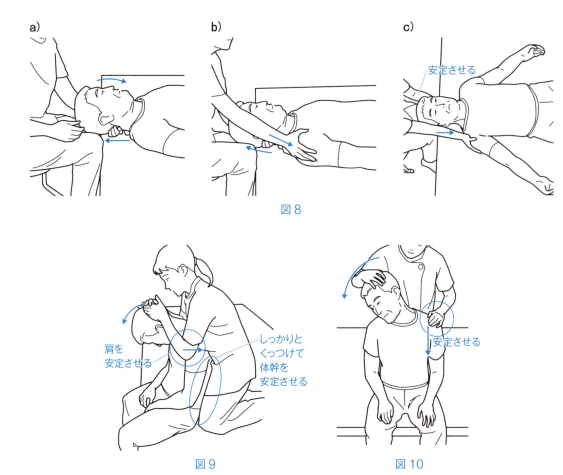

図8

図9　　　　　　　　　　図10

ⅱ）もう一方の手で肩甲骨を図8bのように把持する．
ⅲ）喉頭隆起は動かさず，肩甲骨を下方に引き下げる（図8c）．
ⅳ）3〜5回肩甲骨を上下に動かし，最後はゆっくりと10秒程度伸ばす．

2　端座位（肩甲挙筋，僧帽筋）（図9）
ⅰ）図のように患者の後ろに位置し，しっかりと身体をつけ，体幹を安定させる．
ⅱ）セラピストは図のように両肘で患者の肩関節を安定させる．
ⅲ）両手を後頭部で組み，ゆっくりと矢印の方向に力を入れ，後頸部を伸長する．

3　端座位（左右の僧帽筋）（図10）
ⅰ）「端座位（肩甲挙筋，僧帽筋）」と同様に，セラピストは患者の後方に位置する．
ⅱ）一方の手を肩関節の上に置き，もう一方の手を図のように後頭部に置く．
ⅲ）矢印の方向にゆっくりと動かし，頸部の側方をストレッチする．

※側方に倒すと僧帽筋上部線維，前方に20°ほど倒すと僧帽筋中部線維を伸ばすことができる．

文　献
1) 慶應義塾大学 医療・健康情報サイト〈kompas.hosp.keio.ac.jp/contents/000323.html〉（アクセス日：2018年8月22日）
2) 有吉与志恵：アスリートのためのコアトレ．ベースボールマガジン社，2008.

（山本　裕子）

II. パーキンソン病の摂食嚥下障害　2. 摂食嚥下訓練

18 低栄養のパーキンソン病患者に対する嚥下訓練

I パーキンソン病と低栄養

　低栄養の原因には，「飢餓」，「急性疾患・外傷」，「慢性疾患」が挙げられる．そのなかで，飢餓による低栄養とは，エネルギーおよびタンパク質の摂取が持続的に不足した状態である．パーキンソン病（PD）患者では，病状の進行に伴い摂食嚥下障害やうつ病に伴う食欲低下などの影響によりエネルギー摂取量が減少する[1]．そのため，PD患者は低栄養の状態に陥りやすく，4人に1人の割合で低栄養のリスクがあるとされている[2]．

II 低栄養が嚥下機能に与える影響

　骨格筋は，組織学的に持続性に優れた遅筋線維（TypeⅠ）と瞬発性に優れた速筋線維（TypeⅡ）に大別され，骨格筋の部位によって遅筋線維と速筋線維の割合が異なる．低栄養の状態では，エネルギー不足を補うために筋タンパクの分解が生じ，骨格筋の萎縮が起こる．この低栄養による骨格筋の萎縮は，遅筋線維に比べて速筋線維で強く影響を受ける[3]．嚥下関連の筋では，舌（前方），咽頭収縮筋，舌骨上筋群で速筋線維が多く分布しており[4,5,6]，低栄養の状態が長期化すると，筋肉量の減少や筋力低下によって，食塊の送り込み不良，喉頭挙上の減弱，食道入口部の開大不全といった嚥下運動の障害が生じる（図1）．

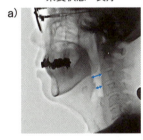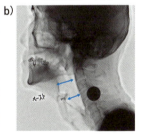

PD 76歳男性　栄養状態　良好
PD 77歳男性　栄養状態　不良

図1　低栄養による嚥下機能変化
栄養状態が不良な症例（b）では，栄養状態が良好な症例（a）に比べて安静時の喉頭の位置が低く，咽頭腔の拡張がみられる．

III 低栄養の評価

　PDでは低栄養を呈することが多いため，嚥下機能と合わせて栄養状態の評価を行う必要がある．臨床では栄養状態の指標として，血清アルブミン値を用いている場合が多くみられるが，血清アルブミン値は脱水や炎症下において数値が変動するため，低栄養の指標ではないとされている[7]．低栄養かどうかを判定するには，信頼性と妥当性が検証された栄養評価ツールを用いることが望ましく，栄養評価のスクリーニングとしてMNA®-SF（Mini Nutritional Assessment-Short

Form）などが簡便かつ有用である．また，近年では低栄養の国際基準（GLIM criteria）が報告されている[8]．GLIM criteria では，MNA®-SF などスクリーニングで低栄養のリスクありと判定したのち，表現型として①体重の減少，②BMI 低値，③筋肉量の減少のいずれかに該当し，尚かつ病因が①食事量の減少または消化機能低下，②炎症性疾患のどちらかに認められた場合を低栄養と診断する（図2）．

嚥下関連筋の評価

　低栄養によって影響を受けやすい嚥下関連筋の状態を評価することは，病態に応じた適切な嚥下訓練を選択する上で重要な情報となる．嚥下関連筋の筋肉量の評価には，超音波診断装置，MRI，CT が用いられており，なかでも超音波診断装置によるオトガイ舌骨筋の測定は，信頼性および妥当性が検証されている．また，オトガイ舌骨筋以外にも舌を評価した報告が散見され，超音波診断装置で計測した舌中央部の厚みは栄養状態と関連があるとされている（図3）[9]．嚥下関連筋の筋力評価では，舌の筋力の指標として舌圧測定器（JMS 社）による舌圧，舌骨上筋群の筋力の指標として開口力計（リブト社）による開口力で評価することができる．

低栄養を意識した嚥下訓練

1　なぜ，低栄養を意識した嚥下訓練を行う必要があるのか？

　飢餓による低栄養では，エネルギーの供給が不足しているため体内の糖質や脂質，タンパク質を分解することで必要なエネルギーが産生される．短期の低栄養では，肝臓内のグリコーゲンが分解され，エネルギー源であるグルコースが合成されるが，肝臓のグリコーゲンは十数時間内に枯渇するため，その後はタンパク質と脂質を分解してエネルギーが産生される[10]．人体のタンパク質で最も多いのは筋肉であることから，低栄養の状態で筋肉量の増加を目的とした嚥下訓練を行うことは，エネルギーの供給不足を助長させ，筋肉のタンパク質の分解をさらに進めさせてしまい逆効果となる[11]．そのため，低栄養を呈した患者への嚥下訓練では，栄養と嚥下の両方の視点で介入していくことが重要である．

図2　低栄養の診断（GLIM criteria）

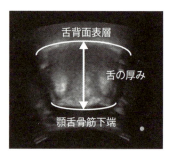

図3　超音波診断装置による筋肉量の評価
コンベックス型プローブを使用し，舌の厚み（顎舌骨筋下端から舌背面表層までの距離）を計測．

2 低栄養への介入

　低栄養により嚥下障害を呈している場合，栄養状態の改善を考慮した栄養管理が優先される．1日エネルギー消費量＝1日エネルギー摂取量では，現在の栄養状態を維持することができても栄養状態を改善することは困難である．そのため，低栄養の改善を目的とする場合，1日エネルギー必要量として，1日エネルギー消費量＋エネルギー蓄積量（200kcal〜700kcal）が必要となる．PD患者では，食事摂取量が減少していることが多いため，少量かつ高エネルギーを含んだ補助栄養剤を積極的に活用することが重要である．また，摂食嚥下障害の重症化に伴い，経口摂取による十分なエネルギー量の確保が困難な場合には，嚥下機能の維持を目的とした早期からの経管栄養の導入も検討する．

3 嚥下関連筋への介入

　低栄養よる嚥下関連筋の筋萎縮や筋力低下がみられる場合，適切な栄養管理と併行してレジスタンストレーニングが必要である．嚥下関連筋へのレジスタンストレーニングには，舌筋に対する舌背挙上訓練，舌骨上筋群に対する頭部挙上訓練，咽頭収縮筋に対する前舌保持嚥下法などが挙げられる．これら，レジスタンストレーニングによって筋力の増強を得るには過負荷の原則に基づき，普段より強めの負荷（最大負荷量1RMの80％以上）をかける必要がある．一方で，筋肥大を得るには低めの負荷（最大負荷量1RMの30％程度）であっても運動回数を増加させれば，高い負荷強度と同等かそれ以上の効果が得られる可能性があることが報告されている[12]．つまり，筋力増強を目的としたレジスタンストレーニングでは，高強度のトレーニングが効果的であり，筋肥大を目的とする場合には高強度のトレーニングだけでなく，トレーニングを遂行しやすい低強度のトレーニングで運動回数を増やし，疲労するまで負荷をかけることが効果的といえる．また，レジスタンストレーニングの直後にロイシンを含むBCAAを摂取することは，筋タンパク質の合成作用が促進されるため有用とされている．

文　献

1) Kishi T, Elmquist JK：Body weight is regulated by the brain：a link between feeding and emotion. Mol Psychiatry 10：132-146, 2005.
2) Fereshtehnejad SM, Ghazi L, et al.：Prevalence of malnutrition in patients with Parkinson's disease：a comparative study with healthy controls using Mini Nutritional Assessment (MNA) questionnaire. J Parkinsons Dis 4：473-481, 2014.
3) Sieck GC, Lewis MI, et al.：Effects of undernutrition on diaphragm fiber size, SDH activity, and fatigue resistance. J Appl Physiol 66：2196-2205, 1989.
4) Kent RD：The uniqueness of speech among motor systems. Clin Linguist Phon 18 (6-8)：495-505, 2004.
5) Leese G, Hopwood D：Muscle Fibre Typing in the Human Pharyngeal Constrictors and Oesophagus：The Effect of Ageing. Acta Anatomica 127：77-80, 1986.
6) Korfage JA, Brugman P, et al.：Intermuscular and intramuscular differences in myosin heavy chain composition of the human masticatory muscles. J Neurol Sci 178：95-106, 2000.
7) White JV, Guenter P, et al.：Academy Malnutrition Work Group, A.S.P.E.N. Malnutrition Task Force, A.S.P.E.N. Board of Directors：Consensus statement：Academy of Nutrition and Dietetics and American Society for Parenteral and Enteral Nutrition：characteristics recommended for the identification and documentation of adult malnutrition (undernutrition), JPEN J Parenter Enteral Nutr 36：275-283, 2012.
8) Cederholm T, Jensen GL, et al.：GLIM criteria for the diagnosis of malnutrition - a consensus report from the global clinical nutrition community. Clin Nutr 38：1-9, 2019.
9) Tamura F, Kikutani T, et al.：Tongue thickness relates to nutritional status in the elderly. Dysphagia 27：556-561, 2012.
10) Lin E, et al.：Systemic response to injury and metabolic support. In Schwartz's Principles of Surgery (Brunicardi FC, et al. eds.). McGraw-Hill Professional, 2004, pp3-41.
11) 若林秀隆：リハビリテーションと臨床栄養．Jpn J Rehabil Med 48：270-281, 2011.
12) Schoenfeld BJ, Wilson JM, et al.：Muscular adaptations in low- versus high-load resistance training：A meta-analysis. Eur J Sport Sci 16：1-10, 2016.

（今井　教仁）

Ⅱ. パーキンソン病の摂食嚥下障害　2. 摂食嚥下訓練

19 嚥下訓練に応用できる呼吸訓練手技

Ⅰ 嚥下障害に対する呼吸訓練

　嚥下時には声帯と声門前庭の閉鎖，喉頭蓋の反転が生じることで誤嚥を物理的に防御している．また嚥下は通常，呼息時に起こり，呼吸停止（嚥下性無呼吸）の後に再び呼息で再開することから，呼吸と嚥下の協調によって生理的にも誤嚥を防御している．パーキンソン病（PD）では，筋強剛による肺・胸郭の拡張性の低下や腹筋の弱化，呼吸筋力の低下などが生じ，一般に拘束性換気障害を合併しやすい．症状の進行に伴い，呼吸機能や呼吸筋力の低下，咳嗽力の減弱，呼吸と嚥下の協調不全が生じると，これらは嚥下障害や誤嚥性肺炎の発症と関連する．このような PD 患者では，嚥下を考慮した呼吸訓練が適応となる．呼吸訓練を行うことで嚥下のための呼吸調節の改善，気道分泌物の排出促進，誤嚥による呼吸器感染症の予防などが期待できる．嚥下障害に対する呼吸訓練には，呼吸器感染症の予防・改善のための体位管理や種々の呼吸介助手技，運動療法などがあるが，本項では，嚥下訓練に応用できる呼吸訓練手技について解説する．

Ⅱ 呼吸と嚥下の協調

1 呼吸運動と呼吸練習

　安定した呼吸の獲得は，嚥下との協調にとって重要である．呼吸運動のためのリラクセーション，胸郭可動域運動（徒手胸郭伸張法，呼吸筋ストレッチ，棒体操など）や深呼吸，横隔膜呼吸，口すぼめ呼吸などの呼吸練習を行う．

2 呼吸と嚥下のパターン訓練

　PD 患者では，嚥下後に吸息で再開する SW-I パターンの頻度の増加と嚥下性無呼吸時間の短縮が，喉頭侵入や誤嚥と関連するといわれている[1]．息こらえ嚥下（supraglottic swallow）は，嚥下前に声門閉鎖を強調することで，嚥下時の気道閉鎖を確実にし，誤嚥を防止する嚥下手技である[2]．息をこらえて嚥下した直後に呼息で再開することを意識させる．息こらえ嚥下の後に咳払いを追加する方法は嚥下パターン訓練と呼ばれ，喉頭内に侵入あるいは誤嚥しかけた食塊を呼気や咳嗽によって排出する目的がある．慣れないうちは，息こらえ嚥下時の声門閉鎖が不完全であったり，嚥下直前に解除されることもあるため，声帯内転による声門閉鎖を確実に行うことが重要である．唾液嚥下や少量の水を用い，鼻から息を吸い込んだ後，強く息をこらえ，声門閉鎖を維持したまま嚥下を行い，嚥下後に随意的な咳嗽を行う．

III 咽頭残留，誤嚥物の除去

1 随意的な咳嗽訓練

　唾液や食物を誤嚥した場合は，咳嗽によって誤嚥物を排出する必要がある．咳嗽は吸気相，圧縮相，呼気相の3相があり，深吸息運動による吸気相の後，圧縮相では強い声門閉鎖と腹筋群，内肋間筋などの呼気筋の活動によって気道・胸腔内圧が上昇する．呼気相で声門が開大し，高い気流速度による爆発的な呼気が生じて気道内の異物や分泌物が口側に排出される．PD患者では，随意咳嗽の運動パターンの障害や咳嗽力の低下が報告されており，これらは嚥下障害と関連する[3,4]．図1に，健常者とPD患者における随意咳嗽を呼吸流量計で測定した波形を示す．PD患者の咳嗽パターンでは，咳嗽時の最大吸気流速と最大咳嗽流速がともに低下しており，声門閉鎖を行う圧縮相は不明瞭な波形となっている．また健常例では，呼気の開始から最大咳嗽流速に達するまでの時間は非常に短いが，PD症例では呼気の立ち上がり時間に延長がみられる．

　訓練は，咳嗽の各相を意識させるように段階的に訓練することが大切である．訓練は，①深吸息運動による最大吸気（吸気相），②息こらえによる声門閉鎖（圧縮相），③腹筋群の収縮と瞬間的な強い呼気（呼気相）に分けて実施する．呼気相では，下部側胸部や腹筋群の圧迫介助を行ってもよい．咳嗽は，随意的な咳である運動的側面と咳反射誘発の感覚的側面に分けて考えることができるが，PD患者では両者が障害される．前者はピークカフフローメータを用いたPeak Cough Flow，後者はクエン酸等を用いた咳テストで評価することができる．

2 ハフィング（強制呼出）

　咳嗽は，中枢気道（第4から第5気管分岐部より中枢）に貯留した分泌物の排出に有効な方法であるが，PDでは呼吸機能の低下や喉頭調節の異常により，十分な咳嗽ができないことも多い．そのような場合には，代用手段としてハフィングを実施する．ハフィングは強制的な呼出により気道を収縮させて分泌物を上気道へ排出する方法であり，嚥下後の咽頭残留物の排出には，咳嗽よりもハフィングの方が有効といわれている[5]．最大吸気位の後，大きく開口し，瞬間的に強く「ハッー」と強制的な呼出を行う．介助は上部前胸部，自主訓練は下部側胸部に両手を置き，強制呼出を行うタイミングに合わせて胸郭を圧縮するようにする（図2）．

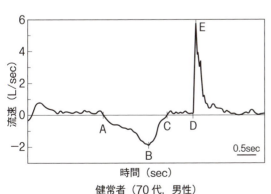

図1　健常者とPD患者の咳嗽パターン
吸気相時間（A-C），最大吸気流速（B），圧縮相時間（C-D）
最大咳嗽流速（E），呼気立ち上がり時間（D-E），咳嗽加速度（E/D-E）

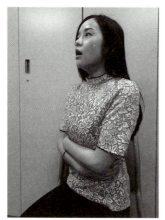
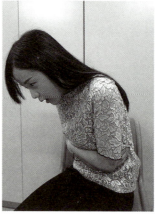

図2 ハフィング（強制呼出）

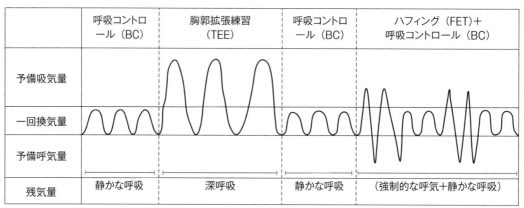

BC：breathing control，TEE：thoracic expansion exercise，FET：forced expiration technique

図3 アクティブサイクル呼吸法のサイクル

3　アクティブサイクル呼吸法

アクティブサイクル呼吸法（active cycle of breathing technique：ACBT）は，呼吸コントロール，胸郭拡張練習，ハフィングを組み合わせて行う方法である[6]．主にCOPD患者に対する排痰テクニックとして指導される方法であるが，嚥下障害患者においては，誤嚥物を排出するための呼吸訓練として利用することができる．ACBTは，①肩甲帯や胸郭上部をリラックスさせ，横隔膜呼吸や下部胸郭を使用して安静呼吸を行う（安静・呼吸コントロール），②ゆっくりとした深呼吸を繰り返す（胸郭拡張練習），③やや早い吸気の後，声門を開いて強制的に素早い呼出を行う（ハフィング），これらの一連のサイクルを意識させながら実施する（図3）．PD患者において深呼吸による胸郭拡張やハフィングが不十分な場合は，ACBTの導入前に各運動を指導しておくとよい．

IV　呼気筋トレーニング

呼吸筋トレーニングは，吸気または呼気に一定の抵抗負荷を加えて呼吸筋力を増強させる方法である．吸気筋と呼気筋に対するアプローチがあるが，近年，呼気筋トレーニング（expiratory muscle strength training：EMST）による咳嗽，発声，嚥下機能への有効性が報告されている．EMSTでは，

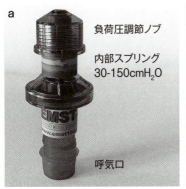
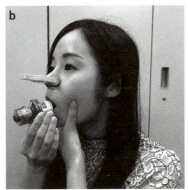

図4 呼気筋トレーニング（EMST）

呼気に抵抗を加える呼吸筋訓練用具（EMST150™, Aspire, LLC）（図4a）とノーズクリップを用いる．ノーズクリップを装着して呼吸筋訓練用具を口にくわえ，深吸気の後，頬が膨らまないように指で押さえながら最大呼気を行う（図4b）．負荷量は最大呼気筋力の75％に設定し，5回の呼気動作を1セットとして1日5セット，週5日間，4週間もしくは8週間継続する．PD患者に対するEMSTの効果として，最大呼気筋力の増大，咳嗽機能の改善（圧縮相の短縮，咳嗽時最大呼気圧の上昇），喉頭侵入・誤嚥の減少，嚥下時の食道入口部開大径の増大などが報告されている[7,8]．吸気筋トレーニングよりも呼気筋トレーニングの方が咳嗽力は改善する[9]．嚥下機能が改善する機序としては，呼気に抵抗を加えた際，舌骨上筋群に高い筋活動が生じて舌骨喉頭挙上量が改善すること[10,11]，嚥下時に産生される声門下圧の協調性が改善することが考えられている[7,8]．EMST150™は，日本国内では医療機器として承認されていないため入手が困難であるが，国内で販売されている類似の呼吸訓練用具や負荷の高い吹き戻し（長息生活，株式会社ルピナス）などで代用できる．

呼気筋トレーニングを実施する際の留意点として，呼気時に声門を閉じて息をこらえないよう注意が必要である．また，他の筋力トレーニングと同様，心疾患や自律神経障害のある患者ではトレーニングの内容や負荷量の設定について医師の指示に従うべきである．

文献

1) Troche MS, Huebner I, et al.：Respiratory-swallowing coordination and swallowing safety in patients with Parkinson's disease. Dysphagia 26：218-224, 2011.
2) Logemann JA：Evaluation and Treatment of Swallowing Disorders, 2nd ed. PRO-ED, 1998.
3) Pitts T, Bolser D, et al.：Voluntary cough production and swallow dysfunction in Parkinson's disease. Dysphagia 23：297-301, 2008.
4) Silverman EP, Carnaby G, et al.：Measurement of Voluntary Cough Production and Airway Protection in Parkinson Disease. Arch Phys Med Rehabil 97：413-420, 2016.
5) 神津 玲，浅井政治，他：摂食・嚥下障害における理学療法の役割とEBPT．理学療法学 36：492-494, 2009.
6) 武市梨絵：アクティブサイクル呼吸法（ACBT）と自律性排痰法．呼吸器ケア 13：42-47, 2015.
7) Pitts T, Bolser D, et al.：Impact of expiratory muscle strength training on voluntary cough and swallow function in Parkinson disease. Chest 135：1301-1308, 2009.
8) Troche MS, Okun MS, et al.：Aspiration and swallowing in Parkinson disease and rehabilitation with EMST：a randomized trial. Neurology 75：1912-1919, 2010.
9) Reyes A, Castillo A, et al.：The effects of respiratory muscle training on peak cough flow in patients with Parkinson's disease：a randomized controlled study. Clin Rehabil 32：1317-1327, 2018.
10) Wheeler KM, Chiara T, et al.：Surface electromyographic activity of the submental muscles during swallow and expiratory pressure threshold training tasks. Dysphagia 22：108-116, 2007.
11) 福岡達之，杉田由美，他：呼気抵抗負荷トレーニングによる舌骨上筋群の筋力強化に関する検討．日摂食嚥下リハ会誌 15：174-182, 2011.

（福岡 達之）

Ⅱ. パーキンソン病の摂食嚥下障害　2. 摂食嚥下訓練

20 嚥下障害に対する神経筋電気刺激の効果

Ⅰ 摂食嚥下リハビリテーションにおける神経筋電気刺激と干渉波電気刺激

　パーキンソン病（PD）の摂食嚥下障害に対して電気刺激療法を用いた報告は少ないが，展望を踏まえ概説する．神経筋電気刺激療法（neuromuscular electrical stimulation：NMES）には治療的電気刺激（therapeutic electrical stimulation：TES），機能的電気刺激（functional electrical stimulation：FES）等がある．これらは主に，筋力強化を目的とした電気刺激療法として用いられている．随意運動として廃用性筋萎縮の改善と可動域の拡大を促す場合にはTESを用いる．摂食嚥下リハビリテーションで広く用いられている機器としては，2002年にVital Stim®がFDA（Food and Drug Administration, 米国食品医薬品局）に認可され，現在は我が国で広く使用されている（図1）．また，米国では嚥下障害に対して最初に用いる手技のうち，NMESが最も使用頻度が高いことが報告されている（図2）[1]．言語聴覚士によって，頸部周囲への電気刺激療法の使用は多数の検証がなされており，特に舌骨筋群の筋力増強効果が報告されている[2]．

　NMESとは異なる電気刺激療法として，経皮的感覚電気刺激（transcutaneous electrical sensory stimulation：TESS）が注目されている．近年，干渉波を用いた電気刺激装置であるジェントルスティム®が開発され，臨床で用いられている（図3）．ジェントルスティム®による干渉波電気刺激療法は，二対の電極から異なる周波数（2000 Hzと2050 Hz）を生体内に発生させ，深部への刺激が可

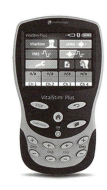

図1　Vital Stim® Plus（株式会社インターリハ）

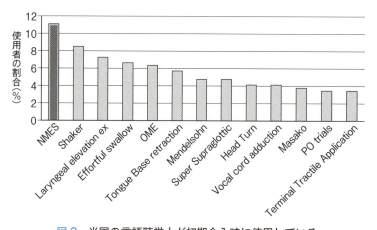

図2　米国の言語聴覚士が初期介入時に使用している訓練法の割合（文献1を改変）

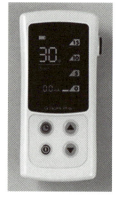

図3　ジェントルスティム®（株式会社カレイド）

能となっている。NMESは神経筋収縮を目的としているが，ジェントルスティム®は筋収縮，痛み，不快感を小さくし，神経刺激を中心に行うことが出きる装置である．目的によって使い分けることが望ましいと考えられる．

Ⅱ NMESとパーキンソン病

摂食嚥下リハビリテーションでは，舌骨喉頭領域に対する表面刺激が多用されている．表面刺激の際にはターゲットを単一の筋に絞ることができないため，表在筋を広範囲に刺激している状態と理解する必要がある．舌骨喉頭領域に刺激が行われる理由は，舌骨筋群の収縮と弛緩が，喉頭挙上と下降に関与するためである．舌骨筋群は，舌骨上筋群と下筋群に大別される．顎舌骨筋，顎二腹筋，茎突舌骨筋，オトガイ舌骨筋は舌骨上筋群の総称であり，甲状舌骨筋，胸骨舌骨筋，胸骨甲状筋，肩甲舌骨筋は舌骨下筋群の総称である．舌骨筋群をNMESで筋力強化することには利点がある．この筋群は主に速筋線維（TypeⅡ）からなり[3]，速筋の萎縮によって筋力低下が引き起こされると考えられている．NMESは遅筋線維（TypeⅠ）ではなく，速筋から収縮することができる．そのため，NMESが速筋成分へ直接的に効果をもたらす点において，効果が期待できると考えられる．

PD症例に対するNMESは，一定の治療効果が示唆されているが，明らかに有効な効果が得られたとの報告はみられない[4]．また，3週間のランダム化比較試験が行われており，NMESの治療強度は大きい（痛みや不快感が強い）にもかかわらず，Dysphagia Severity Scale（DSS）での改善が得られなかったことが報告されている[5]．

しかしながら，脳卒中後の摂食嚥下障害に対する良好な報告は多く，メタアナリシスによってNMESが有効な治療法である可能性が示唆されている[6]．また，PD患者に対するNMESの使用方法は検証の余地があると考えられる．例えば，Ludlowらは咽頭期に障害をもつ症例に対して感覚閾値程度の電気刺激を与えつつ嚥下を誘発させると，喉頭侵入および誤嚥頻度が減少すると報告している[7]．PDの嚥下障害が複合的な因子で発生することは大前提であるが，迷走神経の喉頭枝（運動神経），上喉頭神経の内枝の障害により，喉頭の感覚障害が生じることが報告されている．これらは，PDの嚥下障害の中核をなす所見と考えられる[8,9]．そのため，ステレオタイプに積極的な神経筋刺激を行うだけでは効果が得られない可能性が高く，今後の検証が必要である．ただし，筋力低下が顕著にみられるPD症例にはNMESは有用である可能性があると考えられる．一概にPDと括るのではなく，摂食嚥下障害の病態を正確に踏まえた上で，NMESの刺激強度，刺激時間等を検証し，PD症例に対するNMESの有効性を明らかにする必要がある．

Ⅲ TESSとパーキンソン病

干渉波電気刺激療法は嚥下反射誘発を手助けする方法である．例えば，Furutaらの報告では健常人に干渉波電気刺激を行い，嚥下反射回数が増加している[10]．また，Umezakiらは，モルモットに干渉波電流刺激を行うと，咽頭，喉頭感覚の求心性神経の増強によって嚥下パターン形成期（CPG）への入力が補助され，結果的に嚥下反射促進につながると報告している[11]．Sugishitaらは，嚥下造影検査の所見を解析し，干渉波電気刺激で咽頭反応時間（STD：stage transition duration）が短縮することを示唆している[12]．さらに杉下らは，PD症例に対して摂食訓練と併用して干渉波電気刺激療法を用い，嚥下機能の改善が得られたと報告している[13]．PDに対する頸部干渉波電気刺激は多

くが症例報告にとどまっているが，分析的研究や介入研究による検証が望まれる．頸部干渉波刺激は深部まで神経刺激を行う点から，サブスタンスPの活性に寄与する可能性が示唆されており，咳嗽反射を手助けする効果が得られる可能性がある．Maedaらは，摂食嚥下障害のリハビリテーションが処方された患者に対して頸部干渉波刺激を行い，気道防御と栄養状態が改善したと報告している[14]．しかし，PD症例のような咳嗽反射の閾値に異常を呈する疾患を中心にした検証ではない．

　筆者の臨床上の所感ではあるが，これまで軽度の摂食嚥下障害を有するPD患者に対して頸部干渉波電気刺激を行い，予測を上回る改善が得られたケースを複数経験した．この経過は杉下ら[13]の報告と類似する経過を辿っている．特に着目すべき点としては，嚥下反射惹起遅延の改善のみならず，嚥下運動の改善がみられた点である．その因果関係は明らかになっていないが，PD患者では上喉頭神経の内枝および迷走神経の喉頭枝の機能低下を示唆する報告がなされており，頸部干渉波刺激がこれらの神経に影響を与えたと推察する．基礎研究および，臨床研究によって因果関係を明らかにし，頸部干渉波刺激療法の適応を明確にすることが今後の課題である．

 まとめ

　NMESとTESSの装置を紹介した上で，PDに対する電気刺激療法の現況を概説した．脳血管障害や頭頸部がんに対するNMESは多数実施されているが，PDに対する訓練効果は明らかではない．NMESの方法論や刺激強度には工夫や改善の余地があると考えられる．また，TESSは新しい機器として登場してからの歴史が浅いため，症例検討における効果は報告されつつあるが，その効果を明らかにするためには，分析的研究や介入研究の実施が望まれる．

文献

1) Carnaby GD, Harenberg L：What is"usual care"in dysphagia rehabilitation：a survey of USA dysphagia practice patterns. Dysphagia 28：567-574, 2013.
2) Chen YW, Chang KH, et al.：The effects of surface neuromuscular electrical stimulation on post-stroke dysphagia：a systematic review and meta analysis. Clin Rehabi 30：24-35, 2016.
3) Korfage JA, Schueler YT, et al.：Differences in myosin heavy-chain composition between human jaw-closing muscles and supra- and infrahyoid muscles. Arch Oral Biol 46：821-827, 2001.
4) Baijens LW, Speyer R, et al.：The effect of surface electrical stimulation on swallowing in dysphagic Parkinson patients. Dysphagia 27：528-537, 2012.
5) Heijnen BJ, Speyer R, et al.：Neuromuscular electrical stimulation versus traditional therapy in patients with Parkinson's disease and oropharyngeal dysphagia：effects on quality of life. Dysphagia 27：336-345, 2012.
6) Tan C, Liu Y, et al.：Transcutaneous neuromuscular electrical stimulation can improve swallowing function in patients with dysphagia caused by non-stroke diseases：a meta-analysis. J Oral Rehabil 40：472-480, 2013.
7) Ludlow CL, Humbert I, et al.：Effects of surface electrical stimulation both at rest and during swallowing in chronic pharyngeal dysphagia. Dysphagia 22：1-10, 2007.
8) Mu L, Sobotka S, et al.：Parkinson's disease affects peripheral sensory nerves in the pharynx. J Neuropathol Exp Neurol 72：614-623, 2013.
9) Mu L, Sobotka S, et al.：α-synuclein pathology and axonal degeneration of the peripheral motor nerves innervating pharyngeal muscles in Parkinson disease. J Neuropathol Exp Neurol 72：119-129, 2013.
10) Furuta T, Takemura M, et al.：Interferential electric stimulation applied to the neck increases swallowing frequency. Dysphagia 27：94-100, 2012.
11) Umezaki T, Sugiyama Y, et al.：Supportive effect of interferential current stimulation on susceptibility of swallowing in guinea pigs. Exp Brain Res 236：2661-2676, 2018.
12) Sugishita S, Imai T, et al.：Effects of short term interferential current stimulation on swallowing reflex in dysphagic patients．Int J Speech Lang Pathol Audiol 3：1-8, 2015.
13) 杉下周平，今井教仁，他：直接訓練に干渉波電気刺激療法を併用し嚥下反射遅延が改善した1例．日摂食嚥下リハ会誌22：52-58, 2018.
14) Maeda K, Koga T, et al.：Interferential current sensory stimulation, through the neck skin, improves airway defense and oral nutrition intake in patients with dysphagia：a double-blind randomized controlled trial. Clin Interv Aging 12：1879-1886, 2017.

（永見　慎輔）

Ⅱ. パーキンソン病の摂食嚥下障害　2. 摂食嚥下訓練

21 音リズム刺激を用いた嚥下訓練—メトロノーム訓練

Ⅰ パーキンソン病患者への嚥下訓練

　パーキンソン病（PD）患者の嚥下障害に対しては，様々な訓練法が試みられ，一定の効果が期待できることが示唆されている．Nagaya らは，舌運動訓練，舌抵抗訓練，声帯内転訓練，メンデルソン手技，頸部・肩・体幹回旋運動を実施し，訓練前に比べ訓練後に嚥下反射開始時間が有意に短縮したことを報告している[1]．海外では，PD 患者の嚥下訓練として，呼気に一定の抵抗負荷をかける呼気筋トレーニング（expiratory muscle strength training：EMST）が取り組まれており，その効果として咳嗽機能の向上，食塊の喉頭侵入および誤嚥の減少，食道入口部開大量増大が期待できることが知られている[2]．Video Assisted Swallowing Therapy（VAST）では，従来の嚥下訓練に加えて患者に嚥下造影画像を見せ，嚥下動作のフィードバックを取り入れている．効果については，VAST と従来の嚥下訓練で無作為試験を行い，VTST 群でより咽頭残留の軽減を認めたことが報告されている[3]．そのほかにも，発話障害の訓練法として知られている Lee Silverman Voice Treatment（LSVT®）LOUD が，口腔および咽頭機能を改善させる可能性が示唆されている[4]．

Ⅱ 音リズム刺激とリハビリテーション

　PD 患者の歩行障害に対して，外的な刺激を訓練に応用することの有用性が報告されている[5]．林らの報告では，PD 患者 25 名（70.0±7.7 歳，Yahr Ⅱ〜Ⅲ）に演歌，民謡，クラシックの背景にメトロノームのリズム刺激を重ねた音楽を 1 日 1 時間，3〜4 週間聞かせただけで，歩行速度の短縮と抑うつ症状の改善が得られたとしている[6]．発話障害においても，メトロノームの音リズム刺激に合わせた発声訓練により発話の加速現象や声量低下，語頭音の繰り返しといった PD 患者特有の発話症状が軽減されている[7]．このように PD 患者のリハビリテーションに音リズム刺激が用いられており，その使用は日本神経学会のパーキンソン病診療ガイドラインでも有効性が高いと報告されている．

Ⅲ 音リズム刺激を用いた嚥下訓練

　筆者らは，PD 患者の歩行訓練に用いられてきた音リズム刺激を嚥下訓練に応用したメトロノーム訓練の有効性を報告してきた[8,9]．方法は，患者がメトロノームのリズムにあわせて嚥下動作を行う訓練法である．本法の利点は，訓練機材が市販のメトロノームのみと特別な準備がいらないこと，方法が簡便であり在宅訓練としても利用可能であることである．

Ⅳ メトロノーム訓練の実施方法

使用物品：市販されているメトロノーム（図1）．※メトロノームに指定はない

訓練食：咀嚼を必要としない食材（例：水分，トロミ水，ゼリー丸呑み）と，咀嚼を必要とする食材（例：ゼリー，かゆ，米飯，クッキーなど）を患者の能力や嗜好に合わせてそれぞれ選択する．

メトロノームの設定：メトロノームの速度（振り子の速度）は，目安として1分間に40～52回の間で，患者が嚥下しやすいタイミングにあわせて設定する．嚥下の合図となるチャイム音（鐘の音）の設定は6拍子とする（図1）．

教示方法：患者には「メトロノームのリズムを聞きながら6拍子のタイミングで飲み込んでください」と指示する．

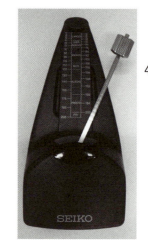
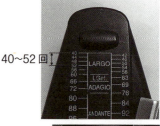
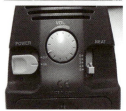

図1　メトロノームと設定

■ **訓練手技**（図2）

①訓練前にメトロノームのリズムを聞きながら訓練者の掛け声「1，2，3，4，5，ごっくん」にあわせて嚥下することを繰り返し，手技の理解を促してから次の手順に入る．

※この手順を理解できない場合は，訓練適合なしと判断する．

②口腔内に訓練食を入れる．

※訓練食は咀嚼が必要な食材から開始する．

③患者はメトロノームの音を聞きながら，リズムに合わせて頭の中で「1，2，3，4，5」とカウントし，6拍子のチャイム音を合図に訓練食を嚥下する．咀嚼が必要な食品で6拍子のタイミングで嚥下できなかった場合は，そのまま咀嚼を継続し，咀嚼完了後のはじめの6拍子のタイミングで嚥下（飲み込み）を行うことを指導する．

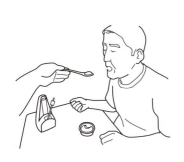
訓練食を取り込む

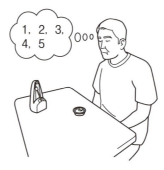
メトロノームのリズムを聞きながら6拍子をカウントする

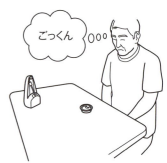
6拍子の合図で嚥下する

図2　メトロノーム訓練の風景

メトロノーム訓練で期待される効果

　嚥下造影（VF）で誤嚥のリスクが高く経口摂取が困難と判定されたPD患者一例に，従来から行われている訓練である舌骨上筋群の筋力トレーニング，咽頭のアイスマッサージ，直接訓練（従来法）とメトロノーム訓練で効果を検討している．その結果，従来法後のVFでは誤嚥の改善は認められず，嚥下動態解析においても嚥下動態に変化を認めなかった．一方で，メトロノーム訓練後のVFでは誤嚥が消失し，嚥下動態解析においても食塊の口腔通過時間の短縮が確認され，経口摂取が再開可能となっている[8]．多施設共同研究では，パーキンソン病患者12名に在宅訓練としてメトロノーム訓練を6カ月間実施している．その結果，12名中10名が6カ月間訓練の継続が可能であったことや，この10名のVFでは食塊の口腔通過時間の短縮と咽頭残留が軽減する効果が見られたことが報告されている[9]．

　このように，メトロノームによる音リズム刺激はPD患者への嚥下訓練として有用であることが期待されている．

 ## メトロノーム訓練の適応と限界

　PD患者のリズム形成障害は古くより指摘され，歩行訓練では，外的な刺激が歩行を安定させると考えられている．これまでの我々の検討でも，メトロノームを使用した外的な音リズム刺激が，特に口腔相の随意運動を向上させたことで，安定した嚥下動作が可能になったと推測している．適応については，検討症例が少なく今後の課題ではあるが，臨床では，食物や薬剤が口腔から咽頭へ送り込めない症例，嚥下反射前の食塊が咽頭へ流入する症例では効果が得られることを経験しており，試みる価値があると考える．

文　献

1) Nagaya M, Kachi G, et al.：Effect of swallowing training on swallowing disorders in Parkinson's disease. Scand J Rehabil Med 32：11-15, 2000.
2) Troche MS, Troche MS, et al.：Aspiration and swallowing in Parkinson disease and rehabilitation with EMST. Neurology 75：1912-1919, 2010.
3) Manor Y, Mootanah R, et al.：Video-assisted swallowing therapy for patients with parkinson's disease. Parkinsonism Relat Disord 19：207-211, 2013.
4) Sharkawi El, Ramig L, et al.：Swallowing and voice effects of Lee Silverman Voice Treatment (LSVT®)：a pilot study. J Neurol Neurosurg Psychiatry 72：31-36, 2002.
5) Thaut MH, McIntosh GC, et al.：Rhythmic auditory stimulation in gait training for Parkinson's disease patients. Mov Disord 11：193-200, 1996.
6) 林　明人，大越教夫：パーキンソン病における歩行とリズム－音リズム刺激の臨床応用－．総合リハビリテーション 32：847-851，2004.
7) 廣瀬　肇，柴田貞夫，他：言語聴覚士のための運動障害性構音障害学．医歯薬出版，2001, pp264-314.
8) 杉下周平，野崎園子，他：嚥下訓練としてリズム刺激が有効であったパーキンソン病患者一例．日摂食嚥下リハ会誌 12：141-147，2008.
9) Nozaki S, Matsui T, et al.：Rhythm therapy with a metronome to treat dysphagia in patients with Parkinson's disease. Deglutition 1：400-413, 2012.

（杉下　周平）

Ⅱ. パーキンソン病の摂食嚥下障害　2. 摂食嚥下訓練

22 パーキンソン病の咀嚼と咬合の作用

Ⅰ 咀嚼の作用

　咀嚼運動の作用は，①食事を物理的に嚥下可能な形態にする，②消化・吸収しやすくすることで，栄養を補給する，③食感を楽しみ，食事を楽しむ，④脳活動の促進，⑤消化管活動の促進が主に挙げられる．

　①咀嚼とは，取り込んだ食物を噛み潰し，唾液と混和して良好に嚥下できるように，食塊を形成することである．すなわち，食べ物を嚥下しやすいように，そのテクスチャーと嚥下量を調節している．②咀嚼することで唾液中のアミラーゼが，炭水化物を化学的に分解する．アミラーゼの分解能は唾液より膵液の方が高いものの，咀嚼により食片が細かくなれば，表面積が増え，他の消化器官から分泌される消化酵素による分解も効率がよくなる．すなわち，噛めば噛むほど吸収できる栄養素となり得る．③ヒトがおいしさを感じる二大要因として味や風味といった科学的な要素であるフレーバーと，歯ごたえや舌触りなど，ヒトに知覚される物理的な要素であるテクスチャーがある．異なる食べ物や飲み物を取り込み口の中で混ぜ合わせ，得られる情報を統合して大脳皮質で感じ，大脳辺縁系でよい心理状態になる．④脳血流量は加齢とともに低下し，脳萎縮の要因にもなる．咀嚼中に，脳血流が増加することがこれまでにも報告され，脳の活性化にもつながると考えられている．⑤咀嚼と連動して，消化管運動の促進，消化管粘膜の保護，消化液の分泌，消化管ホルモンの分泌，など摂食行動を包括的に調整する．すなわち，咀嚼の生理機能は他部位の機能と複雑につながりながら全体として統合された機能を発揮する．

Ⅱ 咬合の作用

　パーキンソン病（PD）の死亡原因としては，誤嚥性肺炎と窒息が多いとされる．特に近年，高齢者において，窒息による死亡事故も増加傾向を示しており[1]歯科的な介入がその予防の一助を担う可能性が報告されている．要介護高齢者での窒息事故を引き起こす危険因子を危険度の高い順に挙げると，食事の自立，臼歯部の咬合喪失，認知機能の低下である．これより臼歯部の咬合喪失が窒息の危険度の2番目に高いものであり，窒息に大きな影響を及ぼすことを示唆する．しかしながら，歯が喪失され咬合支持が失われても，義歯を装着した場合では窒息の発生率は低下し，義歯による咬合支持の回復は窒息の予防として有効である可能性が報告されている[2]．

　また，残存歯数や咬合支持に加え，筋力の低下も咬合力に影響を及ぼす．咬合力が低いと緑黄色野菜の摂取が少なく，抗酸化ビタミンや食物繊維の摂取量が少なくなること[3]，運動機能や転倒に影響を及ぼすことなどが報告されている[4]．

76

III パーキンソン病の咀嚼障害

PDの病態として，錐体外路病変による症状，延髄孤束核とその中枢パターン発生器（central pattern generator：CPG）の異常，口腔や咽頭の感覚の鈍麻等が知られる．そして，それらが咀嚼運動を含む，準備期，口腔期にも影響を及ぼすと考えられている．準備期，口腔期の所見として，すすり飲み，ジスキネジア，分割嚥下，咀嚼運動の緩慢，嚥下運動のためらい，流涎，舌圧の低下等が挙げられる．これらは，PDの筋強剛，無動・寡動や運動開始の躊躇といった症状に起因しており，他の身体症状と同様の機序によるものと考えられている．運動幅を調節する感覚処理能力が乏しくなるために，顎運動や舌運動が適切に調整できなくなる．

特に嚥下の際，健常人では，舌口蓋の接触パターンは前方部から左右周縁部，次いで口蓋正中部，最後に口蓋後縁部となる．一方PD患者においては，正中部の順序性に一貫性がなかったり，周縁部の片側にしか接触がない症例があるなど舌圧の出現パターンに崩れが認められ，さらに嚥下時の舌圧も低下する傾向にあると報告されている[5]．

舌の運動障害による摂食嚥下障害ならびに構音障害を改善するための口腔内装置として，舌接触補助床（palatal augmentation prosthesis：PAP（図1））が，2010年に保険収載された．しかしながら，神経筋難病に対する報告例は少ない．日本老年歯科医学会と日本補綴歯科学会によって2011年に作成された「摂食・嚥下障害，構音障害に対する舌接触補助床（PAP）の診療ガイドライン」において，頭頸部癌以外の症例の嚥下障害に対しての推奨度はC1（行うことを考慮してもよい）となっている．したがって，その適応は画一的なものではなく，舌機能や口蓋の高さを考慮し歯科医師と相談しながら決めていくことが望ましい．

咀嚼，嚥下機能に対する介入では，まず錐体外路症状を改善させることが優先される．ウェアリング・オフ現象やオン・オフ現象がある患者は，できるだけオン状態で嚥下するように内服調節することが望ましい．実際は量，頻度，剤形等が試行錯誤になることもしばしばある．一方で嚥下の状態が反映されないこともある．したがって服薬の決定には主治医，看護師，薬剤師，介護士等，多職種で現在の咀嚼嚥下の状態を共有することは重要である．特に，食事の様子を主治医にフィードバックすることはよりよい服薬へつながる．一方，準備期に対する内科的な介入は現状では確立されたものではく，身体の運動症状に現れるほどの効果を期待できないとする見方もある．

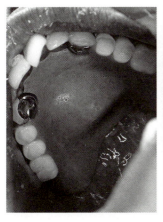
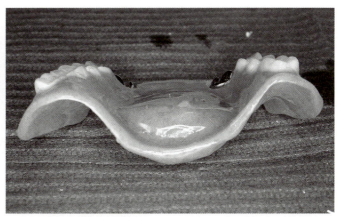

図1　舌接触補助床

IV 器質的な問題に対する介入

　咀嚼が必要な食事を提供する際，脳神経内科的な要素に起因する問題以外にも，咬合，義歯の不適合，口腔乾燥など器質的な要素も考慮する．PD 患者はその病態から，日常の口腔清掃が困難であることが予想される．しかしながら，Hoehn&Yahr の分類でⅠ～Ⅲの外来通院患者を対象に行った調査では，70 歳未満では，う蝕歯，う蝕処置歯，欠損歯のいずれも全国平均よりも少なく，全般的に歯の状態が良好であった[6]．

　一方，義歯の使用例では，原疾患が進行すると，手指の巧緻性が乏しくなり，義歯の着脱に所要する時間が延長すると報告されている[7]．すなわち，日常での義歯管理には介護者の管理が必要となる．加えて，これまで義歯の使用経験がないと義歯を新規作製しても使用に至らないことが多く，逆に寝たきりや認知症であっても，そうなる前に義歯を使用していた人は使用できる可能性が高い[8]．

　クラウン，ブリッジで咬合を回復している症例も多々ある．その場合も，二次う蝕や，咬合不良になっている可能性もある．注水下で歯牙の切削を伴う治療に対するコンプライアンスがあるうちに，通院での歯科治療を終えておくことが望ましい．

V 慢性期での対応

　PD は進行性の疾患であり，根治は困難である．原疾患の悪化に伴い，口腔機能も低下する．しかし残念ながら，咀嚼機能訓練に対する効果としてのエビデンスは乏しいのが現状である．事実あらゆる手を尽くしても効果を実感できないこともしばしばある．また，ドパミンは意欲，食欲にも関与するため，病状の進行や，薬効の減弱により，口腔機能がある程度良好であっても食欲低下をきたす場合もある．これらの場合，盲目的に機能訓練を行うのではなく，症状に応じた代償的方法や，環境の整理の提案をするなど，本人家族の希望や不安を傾聴することで，よりその人らしい生活を模索することがリハビリテーションの本質である．

文　献

1) 芦田貴司，小野圭昭，他：阪神 7 地区における誤飲・誤嚥事故の実態調査　平成 16～18 年の各市消防局への救急要請．日摂食嚥下リハ会誌 14：123-133, 2010.
2) 菊谷　武，田村文誉，他：介護老人福祉施設における窒息事故とその要因．平成 20 年度厚生労働科学特別研究事業 食品による窒息の要因分析－ヒト側の要因と食品のリスク度．平成 20 年度総括・分担研究報告書：16-24, 2009.
3) Inomata C, Ikebe K, et al.：Significance of occlusal force for dietary fibre and vitamin intakes in independently living 70-year-old Japanese from SONIC Study. J Dent 42：556-564, 2014.
4) Iinuma T, Arai Y, et al.：Maximum occlusal force and physical performance in the oldest old：the Tokyo oldest old survey on total health. J Am Geriatr Soc 60：68-76, 2012.
5) 小野高裕，堀　一浩，他：舌圧センサシートを用いたパーキンソン病患者の嚥下機能定量評価．バイオメカニズム学会誌 34：105-110, 2010.
6) 深代眞呉：パーキンソン病通院患者の歯の状況．日衛誌 57：585-590, 2002.
7) 中村幸一：パーキンソン病患者の義歯取扱い能力に関する長期臨床的検討．老年歯学 14：3-6, 1999.
8) 前田直人，坂本隼一，他：高齢者施設における認知症および寝たきり状況と義歯使用状況の関連：予備的研究．日補綴会誌 4：419-429, 2012.

（河合 利彦）

Ⅱ. パーキンソン病の摂食嚥下障害　2. 摂食嚥下訓練

23 代償嚥下の理解−代償嚥下法とその選択に必要な知識と留意点

摂食嚥下障害リハビリテーションにおける訓練では，間接訓練を実施してある程度機能回復した段階で直接訓練に移行していくことが一般的である．しかしながら，これは脳卒中のような発症時（すなわち診断時）から機能が次第に回復していく場合であり，パーキンソン病（PD）に代表されるような進行疾患については，病気の進行に伴って低下していく摂食嚥下状態に対して，残存した能力を最大限に活用しかつ安全に食事摂取を行うために適切な代償法の提案，指導が重要となる．

本項では，食事摂取場面において，代償法を選択するための観察点を紹介し，それぞれの代償法の基本的解説に加え PD で重要なポイントについて概説する．

Ⅰ 食事場面の観察から認知機能と姿勢の問題を見極める（表1）

直接訓練（段階的摂食訓練も含む）を実施する場合に，患者がどこに問題点を有しているか分からずに代償法の選択に苦慮する場合がある．これらは，摂食嚥下行動が一連の流れの中で行われている点などが影響している．

1 食物の認知障害

食物の認知障害について，これらの問題点を有している場合に患者は一見，食思が低下していると勘違いされることが多い．認知障害では，患者自身が認知の障害を有している場合と，食事の提供環境が認知の低下につながっている場合がある．主な観察ポイントは「捕食しようとしているか」「食物を口に入れたまま咀嚼嚥下行動が停止していないか」「特定の皿のものだけ食べていないか」などであり，患者の認知の低下が影響を及ぼしていることが多い．PD の場合は，姿勢反射障害があるために，前傾姿勢から皿の中身が十分に見えていない場合がある．また，見えているにもかかわらず上肢を机上に置くことにより体幹を支えており，上肢がうまく使用できていない場合もある．これらは，食事の提供環境が認知の低下につながっている．

2 捕食動作

捕食動作について，PD では姿勢調整が困難となる場合が多く，捕食動作の問題により食事動作が適切に行えていない場合がある．主な観察ポイントは，「食具を適切に口に運ぶことができるか」「口唇でしっかりと捕食できているか」「飲水の際に頸部が後屈になっていないか」などである．これらも前述の認知障害同様に，姿勢反射障害により上肢がうまく使えず捕食できていない場合がある．介助用スプーンを使用している場合でも，柄の角度をわずかに調整するだけで正中より取り込める場合があり，詳細な評価が重要である．

また，飲水の際に言語聴覚士はコップを選択することが多いが，ストローつきの容器を使用することもよい．PD の場

表1　PD に特徴的な観察ポイント

症状，状態	観察ポイント
食物の認知障害	食物が見えていない可能性
捕食困難	上肢が機能しているかの判断
飲水困難	コップでの飲水に前傾姿勢が影響していないか

合は，前傾姿勢になるために飲水に努力を要する例が多い．しかしながら，ストローでの摂取には
「濃いトロミの場合には吸えない」「吸気量によっては一気に咽頭に流れ込んでしまう」などリスク
があることを注意しなければいけない．ストロー摂取の選択には，呼吸機能，口腔咽頭諸器官の機
能も含めて検討する必要がある．

　一口量，食塊形成について，どの程度の一口量が安全であるかなどの情報は嚥下造影検査（VF）
や嚥下内視鏡検査（VE）で事前に確認しておく必要がある．また，食塊形成については，歯や口腔
器官の運動機能の情報が重要である．一口量や食塊形成には，後述の姿勢調整や複数回嚥下，交互
嚥下を併行することにより安全に摂取できる可能性があるため，参考にしていただきたい．

Ⅱ 障害機序に応じた姿勢調整を見極める

1 座 位

　通常座位で食事を摂取する際，食物は口腔期において舌をはじめとした口腔諸器官の随意的な運
動により咽頭へ移送され，咽頭期では嚥下反射によって食道に送り込まれるが，これらの運動が困
難になると体幹や頭頸部に角度をつけ，重力を利用できる姿位を設定する．また，顕著な麻痺があ
る場合には，頸部回旋位，体幹側傾や側臥位をとる場合もある．

2 リクライニング位

　一般的に摂食嚥下障害患者に対しては，リクライニング位，頸部前屈位が有効とされているが，
舌がんをはじめとする口腔期の器質的嚥下障害に対しては，頸部を伸展させることで失われた舌の
機能を代償する場合もある．PD の場合においても頸部前屈位で改善することがあるといわれてお
り[1]，顎引き位により嚥下成績が改善したという報告もある[2]．しかしながら，頸部前屈位にした結
果，口腔前庭に多量の唾液や食物残渣が認められ口腔送り込み期に時間を要し嚥下反射が遅延する
場合もある．これらには，動作開始の遅れや咽頭における感覚低下を呈する錐体外路兆候の影響も
関係する場合がある．

3 基本的留意事項

　姿勢調整における基本的な留意事項としては，リクライニング位，頸部前屈位が第一優先ではな
く，患者の摂食嚥下状態すなわち障害が口腔準備期，口腔送り込み期，咽頭期のいずれに起こって
いるかを判断することが重要である．さらには口腔準備期であれば舌運動のどのような動きが低下
しているかで代償姿勢が異なってくる．

　また，姿勢保持が困難であり，前傾姿勢のまま食物の取り込みを行う患者も存在する．言語聴覚
士は捕食後からの摂食嚥下動態に目を向けることが多いように感じるが，自助具の選択または前傾
姿勢のままでも安全かつ効率性を維持したまま摂取できる食物形態の選択（後述）を行わなければ
いけない．

Ⅲ 代償嚥下法の適用を見極める

　一般的に複数回嚥下，交互嚥下は臨床場面でよく用いられる代償法である．VF や VE 時に代償
法の効果確認としてこれらの検査を実施し，その有用性を確認したのちに通常の食事摂食場面で実
施する．重要な点は，効果確認はできているが実際の食事場面でそれらの方法が効果的に実施でき
ているかである．

例えば，複数回嚥下を指示し追加の嚥下を行おうとするが，嚥下反射が未遂に終わってしまう場合も少なくない．しかしながら患者は自身で嚥下したと思い込み，さらなる嚥下を指示した場合に従ってもらえない場合がある．また，食事前半には複数回嚥下が可能であったが，後半では疲労が顕在化し湿性嗄声が顕著となる場合もある．これらの問題点としては，検査時や実際の食事場面において一時点のみを評価していることにあり，PD などの進行疾患では 1 回の食事における時間内変化，3 食の食事時間による変化，また定期的な食事観察から疾患の進行度合いを考慮した経過観察での判断が重要となる．

さらに，検査場面で実施可能であった代償法が上記の理由以外で実践できない場合があり，これには前述した姿勢保持の問題が影響している場合があることも忘れてはいけない．

Ⅳ 総合的な能力から安全な食物形態を見極める

直接訓練では，姿勢調整に加え，患者が摂取する食物形態も重要となる．日本摂食嚥下リハビリテーション学会が嚥下調整食学会分類 2013 を提唱し，嚥下食の統一がなされている．段階的摂食嚥下訓練をはじめとした臨床場面で，学会分類を使用し段階的に食事形態を常食に近づけていくわけであるが，進行疾患の場合にはこれらの基準を参考にし，安全に食事摂取を継続するために食事形態を下げていく選択が重要となる．

また，安全な食事形態の条件は，「凝集性がある」「変形性がある」「付着性が低い」であるが，PD の場合にはこれらに加え錐体外路兆候による影響もあわせて考える必要がある．すなわち，動作緩慢により歯があるにもかかわらず効率的な咀嚼運動が困難である例や食事後半では易疲労性により摂食嚥下状態が著しく低下する例などでは摂食嚥下動態のみに着目するのではなく，栄養摂取量，運動耐用能をも含めた総合的な視点を持ち，食物形態を考える必要がある．

摂食嚥下障害患者では，しばしば水分トロミの程度についても苦慮する場面がある．これは PD などの進行疾患のみではないが，進行疾患ではより慎重に判断しなければならない．Logemann[1] は PD 患者にはネクター状がよいと報告しており，筆者もこれに異論はない．水分トロミの程度の判断については，誤嚥に直結する咽頭期における摂食嚥下状態を最優先させる必要があるが，PD の場合は口腔送り込み期の低下により嚥下後も口腔内に残留していることがあり，これら残留したものも安全に嚥下できなければいけない．随意的である口腔期での残留を軽減させるためには薄トロミを推奨するが，これには咽頭期での感覚障害が軽度であり，ある程度の嚥下反射惹起性が保たれている必要がある．さらに薄トロミである場合には取り込みの段階で，取りこぼしも多量になることがあることも留意しておかなければならず，やはり総合的な判断が必要である．

文 献

1) Logemann JA, Gensler G, et al.：A Randomized Study of Three Interventions for Aspiration of Thin Liquids in Patients With Dementia or Parkinson's Disease. J Speech Lang Hear Res 51：173-183, 2008.
2) Ayres A, Jotz G, et al.：Benefit from the Chin-Down Maneuver in the Swallowing Performance and Self-Perception of Parkinson's Disease Patients. Parkinsons Dis 2017：1-8, 2017.

（池野 雅裕）

Ⅱ．パーキンソン病の摂食嚥下障害　2．摂食嚥下訓練

24 嚥下動作を引き出すポジショニングの考え方

　パーキンソン病（PD）患者の嚥下動作を引き出すポジショニングを考えるにあたり，大切なことは，その人の姿勢を分析できるかどうかである．

　姿勢を分析するツールは，ビデオ，重心動揺計，3次元動作分析等たくさんある．本項では，ドイツで発展した「キネステティク」という動きを言語化するツールを応用して，嚥下動作を引き出すポジショニングを考える．

Ⅰ　人の姿勢を分析する

1 体を細かく分ける

　人の姿勢を分析するにあたり，人の体を7つのパーツに分けその位置関係を参考に分析する．7つのパーツとは，頭・胸郭・骨盤・右上肢・左上肢・右下肢・左下肢である[1]（図1）．

2 パーツの特徴

　この7つのパーツはそれぞれ重さを持っており，パーツ同士のつなぎ目を介し重さを移動することでその位置関係（姿勢）を保っている．実は止まっているように見える姿勢も，各パーツが小さく動きながら，各々の重さをやり取りしバランスをとっている．つまり，1つの体位は静止しているのではなく常に動いている（図2）．

3 体位とは

　人の基本的な体位は，仰臥位，腹臥位，座位，四つ這い位，片膝立ち位，片足立ち位，両足立ち位（立位）の7つである．姿勢を分析する時，まず対象者のとっている姿勢が，この基本的な体位のどの体位に近いかを判別することが大切である．各体位の違いは，パーツの位置関係と重さのかかる場所の違いである．

　立位（図1）は，上から頭－胸郭－骨盤－下肢という順番にあり，上肢は胸郭の左右からぶら下がっている位置関係である．そして，頭の重さが胸郭に乗り，その胸郭の重さが骨盤に乗り，またその骨盤の重さが両方の下肢に乗り足底から支持面（地面）に重さを流している．上肢は胸郭からぶら下がっている

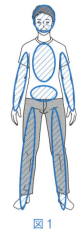

図1
人の体を7つのパーツに分ける

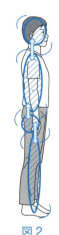

図2
各パーツがそれぞれ小さく動き（⤴），重さをやり取りして（↕），バランスを取っている

82

ので，胸郭を引っ張っている形になり，重さは胸郭にかかっている．この体位は，下肢が重さを支えてくれるため，頭・胸郭・骨盤が自由に動かせる．

図3の椅子を使った座位では，パーツの位置関係は，上から頭－胸郭－骨盤となり，下肢は骨盤の下ではなく前にある．そして頭と胸郭の重さは骨盤に乗り，その骨盤の重さは坐骨を介して椅子の座面に乗っている．下肢の重さで大腿の一部は座面に乗り，下腿は床面に乗っている．上肢は大腿の上についているので，下肢に重さが乗っている．この体位では，頭と胸郭は自由に動き，骨盤も坐骨を支点にし前，後傾することができる．

II 姿勢を分析し，動きを促す

体位として適切な位置にパーツがある時は，わずかな力（重さの移動）で体位を保つことができ，その体位での滑らかな動作が可能となる（例：座位という体位での食事という動作）．ただし，体位が崩れその体位を保とうと過度な（筋）緊張を引き起こすと，その重さの移動を妨げ動作が困難になる．筆者は，その過度な緊張をみる時に，対象者の下肢のパーツを軽く前後に動かしその動きが他のパーツに滑らかに伝わるかどうか，また対象者に「小さくうなずく動き」を素早く数回行ってもらい，その動きがほかのパーツにまで伝わっているかをみて，伝わっていなければ緊張していると判断している．

ほかにも，自分でその姿勢を真似てみて緊張を感じたり各パーツの動きやすさを感じたりすることも有効な手段である．

この項のテーマである嚥下運動をスムーズに行うためには，わずかな力で座位を保つ，頭－胸郭－骨盤の連動した小さな動きができる環境を作ることが大切となる．またその小さな動きは上肢と下肢のパーツが補助してくれる（キネステティク概念の応用の1つ）ので，このことを踏まえて姿勢を分析し，動作を促すポジショニングをアセスメントしていく．

III パーキンソン病患者と姿勢

1 パーキンソン病患者の姿勢の特徴

PD患者の前傾・前屈姿勢とは，膝・股関節は軽度屈曲，骨盤が後傾，腰椎の生理的前弯の減少から胸・腰椎が後弯（体幹の前屈），頸椎が前弯（過伸展）し，顎が前方にやや突き出している姿勢である（図4）．この姿勢で食事をする体位である座位になると，骨盤後傾位，円背，頸椎が過伸展の姿勢になる（図5）．頸椎が過伸展すると「頸部前面」の距離（オトガイ－胸骨柄間距離）が伸び効率的な筋収縮を阻害することで，喉頭（舌骨）挙上が困難となり誤嚥をしやすくなる．この誤嚥を予防するためには頸部前屈位の姿勢を促す必要がある．次項から頸椎の過伸展を改善し，この「頸部前屈位」を引き出す

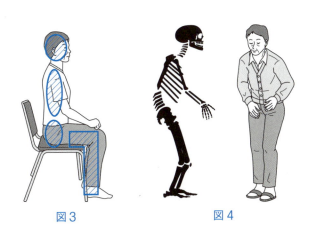

図3　　　　　図4

ポジショニングを考えていく．

2 頸部前屈位を引き出し食事という動作を促すポジショニング

図6は，PD患者（Hoehn-YahrⅢ）の座位姿勢である．頭－胸郭－骨盤の位置関係は，円背があるため頭は胸郭から前方へ外れて顎が前方へ突き出している．そして骨盤は後傾し，胸郭を後方へずらしている．つまり基本体位の座位に近い形をしているが，頸，背，腰部の筋がパーツの重さを支えるために緊張し姿勢を崩さないように「頑張っている」状態である．

図7は，車いすにクッションを入れ頸部前屈位を引き出したものである．図6よりも骨盤の上に頭，胸郭が乗っており，過度な緊張が軽減している．

そのため「頸部前面」の距離（オトガイ－胸骨柄間距離）も短くなっており，各嚥下機能が働きやすくなっていると考えられる．

図8は，車いすに入れたクッションの写真である．骨盤の後傾を修正し，頭－胸郭－骨盤の位置を整えるため腰部（後上腸骨棘を支える場所）に1つ，大腿の重さを支え坐骨が前方へ滑らないように座面の前部に1つクッションを入れている．坐骨が点線で囲んだスペースに入ると骨盤を修正できる形となる．

3 違った環境でのポジショニング

車いすに座ることで，より前傾姿勢を増長し頸椎の前弯が増す場合がある（図9）．その時は車い

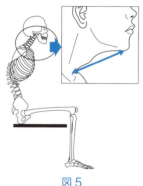

図5
頸椎が過伸展すると⇔の
距離が延びる[2]

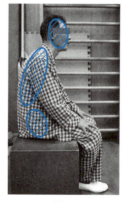

図6

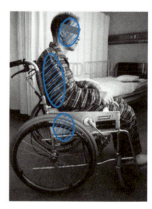

図7

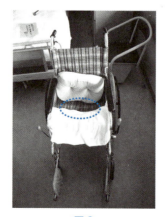

図8

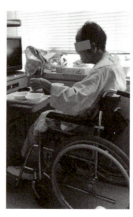

図9

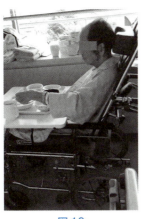
図10

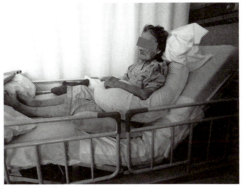
図11

すのリクライニング機構を使い胸郭を後方へ持ってくることで，頭－胸郭－骨盤の位置関係を修正し重さを支えやすくする（図10）．

また，臨床でよくみられるギャッチベッドの背上げ機構を使った座位でも，同様に頭－胸郭－骨盤－下肢の位置関係を整え，嚥下（食事）といった動作を行いやすいように座位をサポートする．図11は，頭の重さが胸郭へ流れやすいよう枕で支持し，骨盤（坐骨）と大腿部の重さをベッドへ流れやすいようクッションで支援し，（下肢が骨盤の動きを補助しやすいように）足底を布団で支持している．また上肢が胸郭の動きを補助しやすいように肩甲骨の辺りからクッションで支援している．

図6〜図11で示してきたポジショニングはすべて一例で，これがすべてではない．また同じ患者（対象者）でも，日によって，その時によってサポートする場所が変わる時がある．今患者の各パーツの重さはどこに流れているのか？緊張はどうか？その1つひとつを分析しアセスメントしながら食事姿勢をサポートしていく．

Ⅳ 最後に

本項では，嚥下動作を引き出すポジショニングを頸椎の過伸展に注目して考えてきた．ポジショニングを行う時にはクッションなどをよく使用するが，体位は常に動いているため，これまでのように隙間を埋め姿勢を保持する（止める）ためにクッションを利用するのではなく，それぞれのパーツの重さを支持面へ流れやすいように支え動きを助けるという考え方の元で入れていくことが大切である．

文　献

1) 澤口裕二：アウェアネス介助論，上巻 解剖学・生理学と基礎的理解．シーニュ，2011，p132．
2) 小泉千秋，高橋浩平，他：低栄養／接触嚥下機能障害を有する高齢者の理学療法．PTジャーナル52：131-138，2018．

（石本　寧）

II. パーキンソン病の摂食嚥下障害　2. 摂食嚥下訓練

25 パーキンソン病の誤嚥性肺炎予防のケア

I 誤嚥性肺炎を予防するための口腔, 咽頭ケア

　誤嚥性肺炎の予防には, 口腔や咽頭を清潔に保つことで大きな効果が期待できる. 口腔および咽頭のケアは, 適切な手技で実施することが必要となる. パーキンソン病（PD）の場合は, 患者本人や介護者に実施方法を教育することも医療関係者の大切な役割である. 本項では, 口腔ケアと咽頭ケアの手技の抑えておきたいポイントについて紹介する.

II 口腔ケア

1 口腔アセスメント

　口腔ケアを開始する際に, 最初に行うことは口腔内を観察し評価することである. 口腔の評価法としては, Clalmers らによって看護師や介護士が簡便に口腔内の評価できる Oral Health Assessment Tool（OHAT）が作成されている[1]. OHAT の利点は,「口唇」「舌」「歯肉・粘膜」「唾液」「残存歯の有無」「義歯の有無」「口腔清掃」「歯痛」の 8 項目を「健全（0 点）」「やや不良（1 点）」「病的（2 点）」によってスコア化することで患者ごとの口腔内の状態を把握でき, ケアプラン立案に役立つことである. OHAT は, 松尾らによって日本語訳され, OHAT-J として信頼性と妥当性が検討されている[2]. OHAT-J の詳細は, 藤田医科大学医学部歯科・口腔外科学講座歯科部門のホームページ（http://dentistryfujita-hu.jp/research/project.html）で紹介されている.

2 歯ブラシの使い方

　歯ブラシを使用する最大の目的は, プラークの除去である. プラークは, 歯間, 歯と歯肉の境界, 噛み合わせ面に付着しやすく, 特に丁寧な清掃が必要である（図 1a）. 歯ブラシは, ヘッドが小さめの歯 2 本分程度のものを使用する. 歯ブラシは鉛筆持ちで, 磨く力は消しゴムで消すような

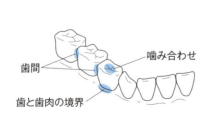
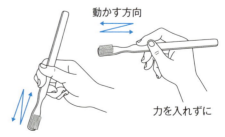

a. プラークの付着しやすい箇所　　b. 歯ブラシの持ち方（鉛筆持ち）

図 1

力（歯ブラシが歯肉に触れても痛くない程度の弱い力）で清掃を行う（図1b）．磨く力には，自分以外の歯を磨く際には力が入りすぎることが多く，そのために患者に不快感を与え口腔ケアの拒否につながることがあるため十分に注意が必要である．最後は，頬をふくらませぶくぶくうがいをする．自分でうがいが難しい場合には，スポンジブラシ等を用いてよく拭い取る必要がある．

3 プラーク

プラークとは口腔内の食べかすではなく細菌の塊で，虫歯や歯周病の原因といわれている．歯と歯の間の磨き残し部分にプラークが残っており，除去には歯間ブラシ，デンタルフロスなどの使用が効果的である（図2）．

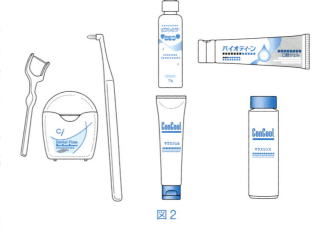

図2

4 洗口液

洗口液では，歯と歯の間のプラークやバイオフィルムの除去はできない．食べかすがない口腔でも菌は繁殖するので，ブラッシングは重要である．洗口液は菌の繁殖を予防する効果があり，ブラッシングの後に使用するとよい．しかし，アルコール含有のものが多く，PD患者はドライマウス症状をきたす方が多いため，アルコール含有でないものを選択する．

5 口腔保湿剤

口腔保湿剤を用いることで，口腔ケア時の誤嚥を予防するとも報告されている．ジェル剤，リンス剤など商品ごとに使用するタイミングや方法が異なるので，説明書をよく読み使用する．

6 義歯

日中は必ず装着する．装着していないと歯茎が痩せ，合わなくなる．食後は毎回きれいに水洗いし，残渣が残らないようにし，ブラシを使用する時は義歯専用ブラシを用いる．義歯の清掃の際，歯磨き粉は研磨剤が入っているので使用しない．夜間は外し，乾燥を予防するために水につけておく．洗浄剤は適宜使用し（1～2回／週），消毒を行う．

7 口腔内出血

歯磨き時の一時的な歯肉出血はほぼ問題ないが，歯肉全体からだらだらと出血したり，血液疾患や抗がん剤などの副作用で口腔内のただれがひどい場合は問題となる．その場合，保湿剤などで口腔内を潤してからケアを行うが，粘膜が極度に弱っている時は，スポンジブラシや歯ブラシの枝が触れただけで出血することもあるので注意する．歯はワンタクト歯ブラシを用い，歯面のみにあて粘膜にあてない．ケア後は，新たな出血をさけるために口腔内を乾燥させないことが大切である．口腔内の血餅は自然に落ちるのを待ち，無理にはがさない．血餅の上に保湿剤をのせ，保湿させておくとよい．

8 PD患者への口腔ケアでの注意点

PD患者に口腔ケアを行う上での注意点は，日内変動に注意してオン時のケアを行うこと，姿勢に問題（頸部伸展位や円背など）を抱えている場合には，口腔ケアの前に誤嚥予防姿勢をとることである．誤嚥予防姿勢については，事前に理学療法士，作業療法士に助言を求めておくことが有効な

手立てとなる．PD は進行性の疾患であるために，上肢機能が制限されるため，歯磨きが不十分になりやすいことにも注意が必要である．そのような場合には，電動歯ブラシの使用を検討する．特に超音波式の電動歯ブラシは歯垢除去能力が高いといわれている．しかし，電動歯ブラシの導入は出血傾向がある患者や抗凝固剤（ワーファリン等）を服用中の患者には出血のリスクを伴うため，十分に配慮が必要である．

III 咽頭ケアとしての吸引

自己排痰できない人や，不十分な人は，器具を用い不純物を吸い取る必要がある．口腔内・鼻腔内・口咽頭の不純物を取り除き，誤嚥性肺炎や窒息による生命の危機を及ぼす可能性を回避するための咽頭ケアが必要となる．吸引には，喀痰や分泌物を一時的に吸引する一時的吸引と，低圧でドレーンなどから排液を持続的に吸引する持続吸引がある．咽頭ケアとしての吸引は一時的で，吸引経路としては，口腔内・鼻腔内・気管内吸引がある．介護職員等が行う吸引の領域は口腔内・鼻腔内・気管カニューレ内である．気管カニューレでサイドチューブがついている場合は，サイドチューブから吸引する（図3）．

1 実施者の準備
- 必要物品を準備し，手は石鹸を用い流水で洗う
- 対象者にこれから吸引することを説明し，同意を得る
- ディスポーザブル手袋，ゴーグルを装着する

2 必要物品
- ディスポーザブル手袋・エプロン・マスク・ゴーグル・吸引器
- 吸引チューブ（口腔用 14Fr）（鼻腔用 12Fr）
- 吸引用コップ・アルコール綿・水・聴診器
- パルスオキシメータ

3 吸引の手順
①吸引器と吸引チューブを装着し調節バルブつきのものは調節口を指で塞ぎ，吸引圧をかけ，圧の確認をする．吸引圧は 20～30 kPa（150mmHg～250mmHg）．
②調節バルブがついていないものは，接続コネクタ部分を母指で押さえ，圧の確認をする．
③口腔内を吸引する部位は図4を参照にして行う．
④陰圧をかけずに咽頭部までチューブを進め，圧を加え先端をクルクルと回し，引きながら吸引する．
⑤分泌物が多く引ける場合は同一部位でクルクルと回しながら吸引する．
⑥チューブを抜いた後，分泌部が付着しているためアルコール綿で拭き取る．

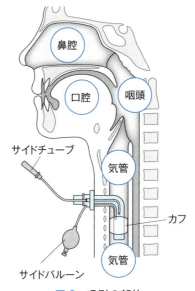

図3 吸引の部位
鼻腔から咽頭までの長さの目安は，15～20cm

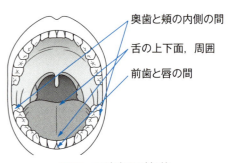

図4 口腔内吸引部位

⑦吸引後水道水を吸引する．
⑧鼻腔内の場合，同じく吸引圧を加えずに鼻孔から咽頭部までチューブを進める．その際，挿入しづらい場合は無理に押し込まず，反対側の鼻孔から挿入してみる．
⑨吸引を繰り返し行う場合は，対象者のSpO$_2$が戻り，状態が安定してから行う．
⑩終了後は対象者にねぎらいの言葉をかける．
⑪ゴミは分別し，施設基準に従い感染性ゴミとして処理する．

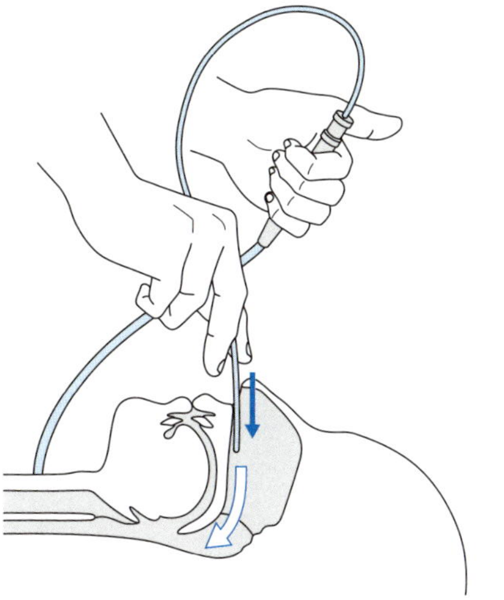

4 吸引のポイント

①吸引時間は「10〜15秒以内」（無気肺・酸素欠乏状態を起こす恐れがあるため）．
②チューブ挿入時は陰圧をかけない（低酸素状態の予防と気道損傷防止のため）．
③鼻腔吸引時，鼻腔に2〜3cm挿入後「下向き」に進めるよう挿入（鼻腔出血防止のため）（図5）．
④口腔内，鼻腔内の順に吸引．
⑤口腔吸引時，できるだけ対象者に大きく開口してもらい，舌を前に出すように説明し，協力を仰ぐ．
⑥吸引時はチューブを「回転させながら」（気道粘膜損傷防止のため）．
⑦吸引は決まった時間に行うのではなく，必要な時に実施．
⑧できるだけ短時間に効果的に実施できるよう技術を習得しておく．

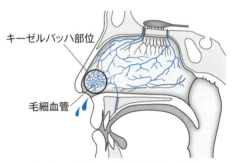

図5　鼻腔吸引時のチューブ挿入の方法

図6　鼻腔内の出血しやすい部位

図6のように，鼻腔内にはキーゼルバッハ部位という毛細血管が集まっている部位がある．この場所をチューブなどで傷つけたり，吸引圧が高すぎて出血することがある．止血できてもかさぶたがはがれ，さらに出血をきたす．一度出血すると繰り返すことが多く，対象者の恐怖心をあおってしまうことがあるため注意が必要である．

文献

1) Chalmers JM, King PL, et al.：The oral health assessment tool－validity and reliability. Aust Dent J 50：191-199, 2005.
2) 松尾浩一郎，中川量春：口腔アセスメントシート：Oral Health Tool 日本語版（OHAT-J）の作成と信頼性，妥当性の検討．日本障害歯科学会雑誌 37：1-7, 2016.
3) 竹尾惠子・監修：看護技術プラクティス，第3版．学研プラス，2015, pp408-412.

（友成　恭子）

II. パーキンソン病の摂食嚥下障害　2. 摂食嚥下訓練

26 嚥下食の知識

Ⅰ 嚥下食作りのポイント

　嚥下食を調理する際に気をつけなければいけないことは，弱い力でも噛める「かたさ」であること，口の中で適度なまとまりやすさを示す「凝集性」があること，口腔内や咽頭に貼りつきにくい「付着性」である．さらにミキサーにかけて作る嚥下食の場合は加水が必要で，普通食よりも栄養量が低下するので，それも補う必要がある．

　多くの方にとって食べることは楽しみであり，生きる糧である．超高齢化が進む日本では今後さらに嚥下食の需要が増大する．ただ単に口から栄養を摂るだけの嚥下食ではなく，食事として，見て・食べて・楽しめる嚥下食の普及が重要になる．

Ⅱ やわらか食について

　筆者が勤務する施設では，2012 年よりきざみとろみ食に代わり，「やわらか食」を導入している．きざみとろみ食には，「咀嚼しにくい」「口腔内でばらけて食塊形成しにくい」「口腔，咽頭部分に残留が多く残る」「食品衛生上の危険性」「見た目が悪い」など様々な問題点があった．

　それらを少しでも解決できるような形態である「やわらか食」を作製した．見た目も重視し，普通食と変わらないよう

表1　介護老人保健施設茶山のさと　やわらか食調理表

食材	調理法
葉物野菜（白菜・キャベツ等）	圧力鍋で 5 分茹でる
大根・にんじん	圧力鍋で 8 分茹でる
ブロッコリー（冷凍）・カリフラワー（冷凍）	圧力鍋で 3 分蒸す
かぼちゃ・じゃがいも・さつまいも	しっかり茹でる
身のやわらかい魚（カラスカレイ・サーモン等）	肉軟化用酵素につけて加熱調理
身の硬い魚（サバ・サワラ等）	加熱調理後ゲル化

配慮した（表1）．使用しない食材としては，キノコ類・海藻類・イカ・タコ・ナッツ類・餅などがある．水分でむせる方には，とろみをつけて提供している．とろみをつける時は，喫食時の唾液による影響が少ないキサンタンガム系のとろみ剤を使用している（片栗粉などは使用しない）．

Ⅲ 家庭でのやわらか食調理法

　家庭では，圧力鍋や酵素剤がない場合が多い．さらに 1 人分だけを調理するのは大変な作業でもある．そこで，家庭でもできる，市販の物を利用した「簡単介護食」のレシピを紹介しよう．

1 天ぷら風煮物

■材料（1人分）
野菜（かぼちゃ，ナス，たまねぎ，豆腐など），天かす，めんつゆ（市販品），大根おろし（お好みで），とろみ剤（嚥下能力に応じて）

■作り方
①小さく切ったかぼちゃを電子レンジでやわらかくなるまで加熱する．
②鍋に①，めんつゆを入れ，好みのやわらかさまで煮る．
③天かすを入れ，お好みで大根おろしをトッピング．
④嚥下能力に応じてとろみをつける．
⑤なす，たまねぎも同様に作る．

■ポイント
上記の材料以外にも，豆腐や加熱しても身がかたくならない魚（カレイや鮭のハラスなど）を使ってもよい．

2 ふわふわえび団子の生姜あんかけ

■材料（1人分）
むきえび40g，しんじょう40g，生姜2g，出汁40mL，うすくち醤油4mL，みりん3mL，水溶き片栗粉（片栗粉3gを水3mLで溶いたもの），大葉1枚（お好みで）

■作り方
①フードプロセッサーにむきえび，しんじょうを入れ，ペースト状になるまで撹拌する．
②鍋に湯を沸かし，①をピンポン玉ぐらいにとって茹でる．
③鍋に出汁を入れて沸かし，醤油とみりんで調味し，生姜をおろし入れ，水溶き片栗粉でとろみをつける．
④②を器に盛り，③を上からかける．
⑤お好みで千切りにした大葉を天に盛る．

■ポイント
①えび団子は一度にたくさん作って，冷凍保存しておくと便利．②鍋やおでんの具，味噌汁，すまし汁の具にしてもよい．③片栗粉やパン粉をつけて揚げてもおいしい．

3 超簡単パンプディング

■材料（1人分）
市販のプリン（ゼラチン使用のもの）1個（65g），食パン（白い部分）30g，ホイップクリーム8g

■作り方
①小鉢など深みのある皿に食パンをちぎって入れる．
②電子レンジ対応の器にプリンを入れ，電子レンジでプリンが溶けるまで加熱する（700Wの電子レンジで約30秒）．
③①の上に②を流し入れ，冷蔵庫で冷やす．
④ホイップクリームを絞る．

■ポイント
①プリンを冷やす時，常温でゆっくり冷ましてから冷蔵庫に入れると，プリン液がパンにより浸透し，滑らかな食感に仕上がる．②パンは包丁で切るよりも手でちぎる方がプリン液となじみやすい（図1）．

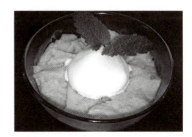

図1　超簡単パンプディング

IV ミキサー固形食について

　筆者が勤務する施設では開所当初，ミキサーにかけてとろみ剤で調整しただけのミキサー食を提供していた．しかし，きざみとろみ食同様に様々な問題が浮かび上がった．「見た目が悪く何の料理か分からない」「おいしくない」「刺激が少なく，嚥下反射が起こりにくい」などである．そして，多職種の意見を取り入れながら改善を重ね，ペースト状だった食事をゲル化剤でゼリー状に固形化したミキサー固形食を提供するに至った．当施設のミキサー固形食の作り方は，食材を加熱調理後，それぞれ同量の水分（出汁など）と共にミキサーにかけ，ゲル化剤を添加，加熱，冷却，切り分け（成形），盛りつけとなる．

1　ミキサー固形食を調理する際のポイント

①**食材の選別**：加熱してもミキサーにかかりにくい固い食材や，滑らかにならない食材は除くか，ザルで漉して使用する．

②**ゲル化剤の選別**：ゲル化剤として一番ポピュラーなものはゼラチンや寒天である．しかし，嚥下食を作る時には注意が必要だ．ゼラチンは溶解温度が低く体温で溶け出してしまうため，口腔や咽頭で貯め込む方には不向き．寒天は口の中でばらけやすく凝集性に難がある．そのため当施設では介護食用のゲル化剤を使用している．各メーカーから様々なタイプのゲル化剤が出ているので，特色を見極めて料理や食材ごとにゲル化剤を使い分けることも大切だ．

③**栄養補充**：ミキサー固形食を作る時には食材と同量の水分を加水するので摂取栄養量が低下する．そのため栄養剤を添加したり，栄養補助食品を追加する必要がある．

④**提供温度**：料理の温度帯は体温と20℃差があると，咽頭粘膜に触れた時に嚥下反射を誘発しやすい．冷たいもので10〜15°前後，温かいもので60℃前後が適当で，体温と同じ人肌程度のものは味も感じにくく，刺激が少なすぎて不適当である．

⑤**おいしく作る**：加水することにより栄養量が低下すると共においしさも減少してしまう．食材と同量の水分ということは半分は加水する液体の味である．ただ単に水を加水しただけでは味が薄まるだけなので，合わせ出汁，昆布出汁，ブイヨンなどを食材ごとに使い分けるとおいしさもアップする．例えば和食の肉・魚料理などでは昆布出汁を使用する．肉や魚のイノシン酸と昆布のグルタミン酸で旨味が倍増し減塩にも効果がある．

⑥**見た目の工夫**：料理と器で色のコントラストをつけてはっきり分かりやすく盛りつけることが大切である（図2）．

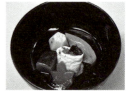

図2

V 家庭でのミキサー食・ゼリー食調理法

　家庭では，食材を1つひとつミキサーにかけて，ゲル化剤を使用して調理するなど手間のかかる調理は難しい．ミキサーのない家庭も多いだろう．ミキサーがない場合はすり鉢で擦ってペースト状にしてもよい．その際は油脂を加えると擦りつぶしやすくなる上にエネルギー量もアップする．油脂は，エゴマ油などn3系のオイルを使用するとよい．EPAは血球の変形能を高め，血液をサラサラにするので，脳血流を保ち，脳の栄養不足の危険性を減らすことが期待できる[1]．

　ここではジュースを使ったゼリー食の調理方法を紹介する．ジュースを使うと食材をミキサーに

かける手間が省け，電子レンジを使うことで火を使わず楽に調理できる．

1 トマトサラダ

■ 材料（1人分）

トマトジュース 100 mL，砂糖 2 g，スベラカーゼ Lite 1.5 g（スベラカーゼ Lite はでんぷん分解酵素を含むゼリーの素で，でんぷんを多く含む食材でもベタつきの少ないゼリーを作ることができる），マヨネーズ，好みのドレッシング

■ 作り方1

①鍋に材料をすべて入れ，中火にかけ，よくかき混ぜながら一煮立ちさせる．
②お椀などにラップをしき，①を流し入れ，茶巾のように絞る．
③②を氷水などに浮かべて冷やし固める．
④固まったらラップをはずし，好みの形に切り，マヨネーズやドレッシングをかける．

■ 作り方2

①電子レンジ対応の器に材料をすべて入れよくかき混ぜる．
②ラップをふわっとかけ，700 W の電子レンジで 75 秒加熱する．
③電子レンジから取り出し，ラップをはずし，もう一度よくかき混ぜる．
④そのまま，もしくは型に流し入れ冷ます．
⑤固まったら好みの形に切り，マヨネーズやドレッシングをかける．
＊トマトジュースと同様に豆乳・青汁・味噌汁などでも作ることができる（図3）．

2 なめらかお餅

■ 材料（2人分）

餅粉（白玉粉）10 g，上新粉 10 g，砂糖 3 g，水 100 mL，スベラカーゼ Light 2 g，あんこ，みたらしのタレなど

■ 作り方1

①鍋に餅粉，上新粉，砂糖，水，スベラカーゼ Light を入れよくかき混ぜる．
②中火にかけ，酵素が効いてサラサラになるまで加熱する．
③型に流し入れ冷ます．
④好みの大きさに切り分け，あんこやみたらしのタレをかける．

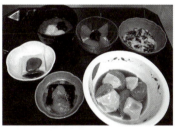

図3

■ 作り方2

①電子レンジ対応の器に材料をすべて入れよくかき混ぜる．
②ラップをふわっとかけ 700 W の電子レンジで 90 秒加熱する．
③電子レンジから取り出し，ラップをはずし，もう一度よくかき混ぜる．
④そのまま少し冷まして出来上がり（図3）．

上記レシピのような食事だけでは十分な栄養が得られないので，栄養補助食品などの併用が必要だと思われるが，食べる楽しみは最期まで持ち続けていただきたい．

文　献

1) 橋本道男：脳・神経機能維持と n-3 系脂肪酸．日薬理誌 151：27-33，2018．

（辻　秀治）

第 **III** 章

パーキンソン病の発話障害

III. パーキンソン病の発話障害　1. パーキンソン病の発話特徴

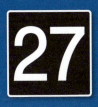

聴覚的な発話特徴

I 聴覚的発話特徴をめぐる歴史的背景―Darleyらの報告

Darleyら[1]は，ディサースリア患者212名の発話を聴覚的に評価し，ディサースリアのタイプごとに特徴的な発話症状があることを示した．そのなかで"運動低下性ディサースリア"（n=32）の特徴として，声の高さの単調性（monopitch）と大きさの単調性（monoloudness）が挙げられている（表1）．発話特徴から障害をふるい分けたその報告は，その後のディサースリアの臨床・研究にも大きく影響を与えてきた．しかし，本研究では対象疾患やその数，年齢，性差，重症度，また当時の治療薬の事情については考慮されていない．まず留意すべき点は，Darleyらの報告で対象とされたのが脳梗塞，感染症や多系統萎縮症等を含めたパーキンソン"症候群"における運動低下性ディサースリアという点である．この研究を引き継いだDuffyは，運動低下性ディサースリア患者（n=107）の原疾患を調べ，パーキンソン病（PD）患者の割合はそのうちの31％であったと報告した[2]．PD患者の割合がDuffyとDarleyらの報告間で同率と仮定すると，Darleyらの報告に含まれたPD患者は計算上わずか9～10名となる．

次に薬効についてであるが，PDへの治療効果が高いL-ドパが臨床応用されはじめたのは1960年代である．PDの発話特徴を報告した熊井ら[3]の結果では，声の高さ・大きさの単調性の得点は低く，その背景として薬物治療の効果があるものと推察されている．1960年代以降もドパミンアゴニスト等，多くの治療薬が開発・導入されており，Darleyらの時代と現代とではPDの発話特徴は異なっている可能性が高い．そのほか年齢や男女比，重症度なども公表されていない．加えて発話や

表1　Darleyらの研究で報告された発話特徴

a) 運動低下性ディサースリアで上位を占めた発話特徴

順位	項目	平均値（7段階）
1	高さの単調性	4.64
2	減弱したストレス	4.46
3	大きさの短調性	4.26
4	子音の歪み	3.59
5	不適切な沈黙	2.40
6	短い発話の連続	2.22
7	粗糙性嗄声	2.08
8	気息性嗄声	2.04
9	低い声の高さ	1.76
10	発話速度の変動	1.74

b) 明瞭度ならびに自然度と，発話特徴との関連性

発話明瞭度	r値
子音の歪み	0.91
短い発話の連続	0.79
大きさの減弱	0.78
発話速度の変動	0.73
大きさの単調性	0.60
速い発話	0.55
音の繰り返し	0.48
不適切な沈黙	0.47

発話の自然度	r値
子音の歪み	0.89
大きさの減弱	0.84
発話速度の変動	0.66
短い発話の連続	0.64
大きさの単調性	0.61
不適切な沈黙	0.54
高さの単調性	0.46

＊本結果がPD患者のみの集計値ではないことに留意が必要である

音声の側面は加齢に伴う影響や性差がある．また PD は進行性疾患であるため，初期から慢性期にかけ身体機能同様に発話症状も変化する．

以上のことから PD のみに関していえば，声の大きさ・高さの単調性を主症状とするという Darley らの研究結果をそのまま適応することはできないと考えるのが妥当である．

Ⅱ　パーキンソン病患者の聴覚的発話特徴

PD 患者の発話を考える前提として，PD 患者の発話がオン・オフによって大きく変化するという点を考慮することが必須である．体を大きく動かすジスキネジアの状態と，動きの少ない無動や筋強剛が出現している状態とでは，発話特徴もまた大きく異なるということは容易に推察できる．

1　音声障害

PD 患者の 89％に音声障害（粗糙性嗄声〈hoarseness〉45％，粗糙性嗄声〈roughness〉29％，気息性嗄声 15％）を認められたとする Logemann ら[4]の報告を筆頭に，先行報告の多くが PD 患者の発話特徴の上位に嗄声を挙げている．Duffy[2]もまた音声障害が PD 患者の主要な発話特徴であると述べている．なかでも粗糙性嗄声や気息性嗄声の報告が多いが，重症化に伴い努力性嗄声が出現したり失声化したりする患者もいる．母音持続発声の後半で絞扼性な発声になる患者もおり，このような症状は他のタイプのディサースリアではほぼ認めない[2]．

また声の震えを認める患者もいるが，これは頭頸部や上肢の振戦に伴う二次的影響で生じることもあり，声の震えの評価では身体機能も同時に評価することが望まれる．

2　発話速度およびリズムの異常

/pa/ の単音節を患者の快適な速度で繰り返してもらうと，単音ごとの間隔と声量が乱れることがある[5]．また，発話の加速化が生じることもよく知られている[1,2,6]．これらについては，健常成人でも生じることが示されているが[6]，PD 患者ではそれらの程度がより強く生じる．

3　吃様症状

吃様症状の発生率は研究により差があり，PD 患者の 6〜58％に生じるとされる．吃様症状はたとえ軽度であっても，他の発話特徴に比して明瞭度・自然度の低下に大きく反映されるため，発話伝達能力の障壁となりやすい．軽度であっても軽視できない症状の 1 つである．

小児期の吃音は男児で多いが，PD でも同様に男性で発生率が高い．重症度ごとに比較すると，重度化に伴い，男性の割合が高くなる[8]．また，脳の成熟とともに軽快していた小児期の吃音が，PD の発症に伴い再発した報告もあり（PD 罹患後平均 5.9 年で再発）[9]，PD の吃様症状を評価する際には小児期の吃歴について情報を収集しておくことが必要となる．

Ⅲ　発声発語器官検査との乖離

PD では，前述のように様々な発話症状を呈する一方で，発声発語器官検査では異常を示さない項目が多い．ディサースリアの特徴を楽器演奏にたとえ“良い楽器は持っているものの吹き方が悪く上手に演奏できない”タイプと考えるとイメージしやすい．

構音の歪みを呈する事例が，構音器官の運動範囲を測定する口唇の引きや突出，舌の突出や左右などの単発的運動を良好に行えることや（図 1），声量の低下がみられても，最長発声持続時間（Maximum Phonation Time：MPT）が 20 秒を超える PD 患者も少なくない．これは，粗大でゆっく

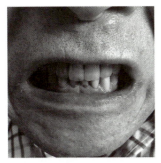
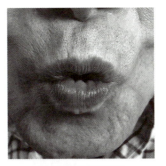

a) 口唇の引き運動　　　　　　b) 口唇の突出運動

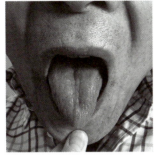
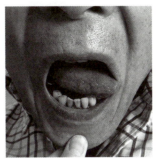

c) 舌の突出　　　　　　　　　d) 舌の左方運動

図1　PD 患者の口唇と舌の運動

・たとえ発話明瞭度が重度に障害された患者であっても，粗大かつ最大限の運動を促し口腔構音器官の運動範囲を測定すると，機能は保持されていることが多い．
・仮面様顔貌やジストニアにより口唇の運動範囲が制限される（第37項参照）ことや，病期や薬効により大きく症状が変動することがあるので留意が必要である．

りとした運動が保持されるPDの運動特徴によるものである．また，MPTについては声量低下が持続時間の延長に寄与している可能性もあろう．

一方で，連続的発話運動では運動範囲が次第に狭小化し構音運動は加速する．破裂音として弁別できる程度に /pa/ などの音節の交互反復運動を行わせると，異常に速く繰り返したり，加速したりする．また，/pataka/ のような構音点の異なる一連の音節を繰り返す運動を行うと，たとえ発話明瞭度が保持されている患者であっても，本課題施行中には構音の歪みや子音の誤り，構音速度の低下がみられることがある．これは運動の切り替えが困難であるPDの症状を反映していると考えられる．

1 標準ディサースリア検査における解釈
■ 発声発語器官検査における評価

標準ディサースリア検査（AMSD）[10]の発声発語器官検査においては，多くの項目で異常値は示さない．例えば，習慣的な声の大きさと高さで発声を促す MPT の測定では，3点（良好：10.0秒以上）の評価基準を満たし，口唇や舌の運動範囲の測定では，基準の運動範囲まで口唇や舌を動かすことが可能な例が多い．主に回数の減少を評価基準としている音節の交互反復運動でも3点（良好：4.0回以上／1秒）の評価基準を下回ることは少なく，プロフィール上は正常のように見えてしまう．こうした際には追加で，/pataka/ の反復運動を施行することで異常を検出しやすくなり，ディサースリアの判別にもつながる．

AMSDでは，音節の交互反復運動の項目で，患者の構音速度が速すぎて回数を正確に測定することが困難な場合，3点（良好）を与えることができるが，できる限り正確に数を測定し結果に反映させるよう努めることが重要である．

■ 発話の検査における評価

　PDでは，母音発声や音読などの負荷が少なく自身の発話に意識を向けやすい課題と，日常場面の発話との間に，発話明瞭度や自然度そして発話特徴（特に声量，嗄声度，音の繰り返し）の乖離を認めることが多い．そのため，AMSDの発話の検査では，音読課題（北風と太陽）と会話の双方を用いて評価を行うことが必須である．音読課題のみで評価を終えてしまうと，発話症状が軽快している状態を評価してしまうことになり，異常所見を見逃す可能性があることを忘れてはならない．

　PDの発話特徴の1つである発話の加速症状は，AMSDでは発話速度ではなく速度の"変動"の項目で評価する．またPDによる吃様症状の呼び方は症状や時代，考え方により呼び方が様々あるが（吃：Stuttering，同語反復症：Palilalia，音素の繰り返し：Syllable repetition，など），AMSDではこれらの症状を包括して"音の繰り返し"として扱うので留意されたい．

Ⅳ 臨床におけるパーキンソン病患者の実際

　PDでは音声の側面に注目して評価を行うことは必須であるといえるが，前述したとおり，PD患者の発話症状は身体症状の変化や影響を受けることが多い．例えば，ジスキネジアが生じている間はその動きに伴い"声の大きさ・高さの変動"が顕著となり，"発話も短く途切れ"る．他方でオフ時に無動・筋強剛が主症状となると"声の大きさ・高さの単調性""声量の低下"などが主な発話特徴となり，さらに震えが主症状となると"声の震え"が主な発話特徴として認められる．また歩行時にすくみ足を生じる患者では，発声・発話のすくみ，すなわち"吃様症状"を呈することが多い．また，声量だけを見ると，保持されている患者と著明な低下を示す患者の双方がある．筆者も日々の臨床のなかでPD患者が身体症状によって，実に多様な発話症状を呈することを実感している．PD患者の発話の評価では，患者の状況や症状，そして薬効を含めた全般的な評価・知識が必要となろう．言語療法の治療効果を判定するにも，これらによる変化には留意が必要である．

文　献

1) Darley FL, Aronson AE, et al.：Differential diagnostic patterns of dysarthria. J. Speech Hear. Res 12：246-269, 1969.
2) Duffy JR：Motor Speech Disorders：Substrates, Differential Diagnosis, and Management (3rd ed.). Elsevier Mosby Incorporated, 2012.
3) 熊井和子，小川展子，他：パーキンソン病患者の話しことばの特徴．音声言語医学 19：267-273, 1978.
4) Logemann JA, Fisher HB, et al.：Frequency and cooccurrence of vocal tract dysfunctions in the speech of a large sample of Parkinson patients. J. Speech Hear. Disord 43：47-57, 1978.
5) Tanaka Y, Tsuboi T, et al.：Instability of speech in Parkinson's disease patients with subthalamic nucleus deep brain stimulation. XXIII World Congress of Neurology, 2017.
6) Skodda S, Schlegel U：Speech rate and rhythm in Parkinson's disease. Mov. Disord 23：985-992, 2008.
7) Wu T, Hallett M：The cerebellum in Parkinson's disease. Brain 136：696-709, 2013.
8) Tsuboi T, Watanabe H, et al.：Clinical correlates of stuttering in advanced Parkinson's disease：A cross-sectional study. under review.
9) Shahed J, Jankovic J：Re-emergence of childhood stuttering in Parkinson's disease：a hypothesis. Mov. Disord. 16：114-118, 2001.
10) 西尾正輝：標準ディサースリア検査．インテルナ出版，2004.

（田中　康博）

Ⅲ. パーキンソン病の発話障害　1. パーキンソン病の発話特徴

28 音響学的な特徴

Ⅰ パーキンソン病患者に対する音響学的分析の有用性

　パーキンソン病（PD）患者は，"科学的で詳細なデータを好む"だけでなく，"検査結果を詳しく知りたいなど，多くの情報を得たいと望む"傾向がある[1]．つまり，PD患者に対する音響学的分析の導入は，①患者とのラポール形成に一役買うだけでなく，②患者の望む具体的かつ客観的な数値を提供でき，③それが治療目標となることで訓練効果も得やすくなる可能性がある．そのため，他疾患よりも導入に伴うメリットが大きい．

Ⅱ パーキンソン病の音響学的特徴

　多くのパラメータがL-ドパなどの薬物の影響を受けて変動するため，評価の際には，時間（オン・オフ）や薬物量にも留意が必要である．音響学的パラメータには様々な種類があるが，PDでは以下のようなパラメータ値に異常値を示す．

1 声質（持続母音）

■ ゆらぎパラメータ（Jitter, Shimmer, PPQ, APQ）

　PDでは，内喉頭筋の筋強剛に伴い主動筋と拮抗筋の相反性制御に破綻が生じ，声帯筋の収縮バランスが崩れる[2]．これにより，声帯振動が不安定化する．JitterやShimmerの逸脱[3]は，その際に生じる声帯振動の微細な不安定さ（ゆらぎ）を示しており（図1A），声帯ポリープや結節などの器質的疾患で認められるJitterやShimmerの逸脱とは意味合いが異なる．そのため薬効の影響も受け，L-ドパを服用させるとこれらのパラメータは改善する[4]ことも示されている．

■ 雑音パラメータ（NHR, SPI）

　PDでは，声帯筋の萎縮や声帯の弓状化が高頻度に認められる．聴覚的にはこうした事例の多くが気息性・無力性嗄声を呈すが，それを音響学的に示したパラメータがNoise-to-Harmonic Ratio（NHR）やSoft Phonation Index（SPI）といわれる（図1B）[3]．

　気息性・無力性嗄声の強いPD患者に対しては，まずはこのNHRやSPIに注目させて治療を行うとよいと考えられる．

■ 音声振戦のパラメータ（FTRI, ATRI）

　"音声振戦"は，JitterやShimmerのような微細で速いゆらぎとは異なり，ゆっくりとした大きな変動で表される[6]．持続母音発声で，声の高さの軌跡が大きく変動していることが視覚的にも確認できる（図1C）．こうした音声振戦のパラメータは，上肢などの震えに伴う二次的影響も考えられている（第27項参照）．

A ゆらぎパラメータ（/a:/ の持続発声時の音声波形）

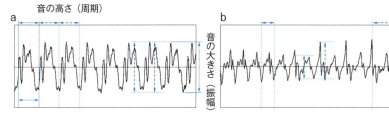

a：健常女性の音声波形．周期・振幅ともにゆらぎが少ない．
b：PD 女性の音声波形．周期・振幅ともに健常者に比べてゆらぎ（1回ごとの周期や振幅の変動）が大きい．

B 雑音，その他のパラメータ（/a:/ の持続発声時のサウンドスペクトログラム）

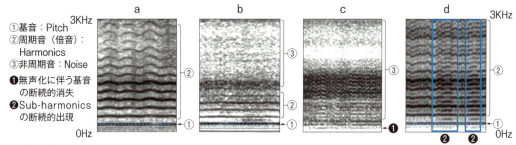

①基音：Pitch
②周期音（倍音）：Harmonics
③非周期音：Noise
❶無声化に伴う基音の断続的消失
❷Sub-harmonics の断続的出現

a：健常女性
b：PD 女性，高周波数域の周期音②が乏しく雑音成分③の割合が大きい．SPI と NHR で異常値を示す所見
c：PD 男性，雑音成分③の割合が大きい．また，声門閉鎖不全により，強い❶無声化が生じていることが推察される．NHR と DUV で異常値を示す所見
d：PD 男性，断続的に基音①とその周期音②の 1/2 倍数の❷ Sub-harmonics が出現（青枠内）．DSH で異常値を示す所見

C 音声振戦のパラメータ
（/a:/ の持続発声時の周波数変化）

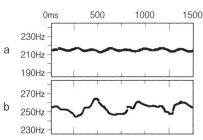

a：健常女性，b：PD 女性．健常者の安定した Pitch の軌跡に対して，PD 患者は律動的で大きな音声振戦を認めている

D 子音のパラメータ
（/ka/のオーラルディアドコキネシスによるサウンドスペクトログラム）

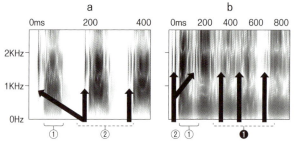

①母音，②破裂音，❶破裂音の摩擦音化　a：健常女性，b：PD 男性．健常者に比べて，PD 男性では舌のアンダーシュートにより，中盤以降の /k/ が摩擦音化し，発話速度の変動も認めている

E 声の高さの単調さのパラメータ（発話課題「次は太陽の番になりました」の SFF の軌跡）

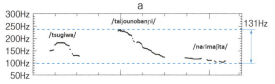
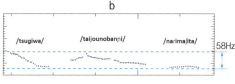

a：健常男性，b：PD 男性．PD 男性では，SFF の範囲が低下していることが分かる．これが声の高さの単調性を裏づけている

図1　音響学的パラメータの解説

■ その他のパラメータ（DSH, DUV）

　PD が進行し，筋強剛や無動が主症状となった患者を中心に，喉頭の異常筋緊張を呈すこともある．こうした症状を反映すると思われるパラメータが，Degree of Sub-harmonic（DSH）や Degree of Voiceless（DUV）である（図1 B）[3]．DSH は声帯の一部が堅くなることで出現するとされ[5]，DUV は DSH の症状がより顕著になった際に出現すると考えられる．

　DUV は，持続発声中の無音区間である．振動をしているギターの弦に何か堅い物質や指が触れるとその弦の振動が止まることは理解できるだろう．振動している声帯も同様に，喉頭筋のいずれかが過緊張を起こしたり，協調性に低下が生じたりすると声帯振動は止まる．それを捉えているのが DUV である可能性があり，実際に喉頭攣縮を生じた患者のデータではいずれも DUV が悪化を示している．

■ 声の大きさ

　自発話・音読など課題による差があるが，PD では発話中の平均音圧レベルが健常者と比較して 2〜5 dB 程度低下する（自発話で健常者：平均 72.0 dB，PD 患者：69.2 dB）[2]．自験例では，文章音読課題でも同様の結果が得られている（健常者：平均 75.2 dB，PD 患者：69.5 dB）．また，臨床的にも，70 dB 以上の音圧レベルがあれば概ね聴取可能な発話レベルとなるが，65 dB 以下では聞き返しを要することが多い．

2　母　音

　PD では，Vowel space やフォルマント遷移（例えば「試合 /shiai/」の /i/ から /a/ の移行）の程度（フォルマント値の変化の程度）が小さくなることが指摘されている[2,6]（図2）．

　Vowel space とは，第一フォルマントと第二フォルマントの相対的な位置関係を示した範囲内のことであり，一般的に第一フォルマントは開口の程度，第二フォルマントは舌の前後位置を反映するとされる．つまり，この Vowel space を測定することで，客観的に開口度や舌の動きを評価できる可能性がある．

　PD 患者に長文などの連続発話を促すと，文頭部分で明瞭に発話していても文末になるほど口腔構音器官の動きが乏しくなり，構音が歪むことがよくある．下顎，口唇，舌の運動範囲が狭小化した結果であるといえる．こうした発話のフォルマントを解析すると，母音の中心化に伴い Vowel space が縮小していることが分かる[2]．また，母音の持続発声でも Vowel space は縮小する[6]が，その要因は連続発話における縮小とはおそらく異なり，PD に伴う筋強剛や無動を反映している可能性が高い．

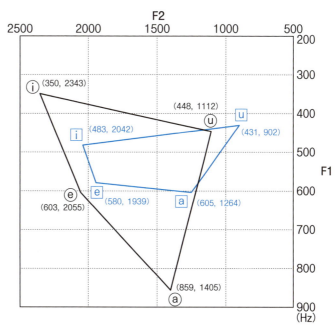

図2
縦軸が第一フォルマント，横軸が第二フォルマントを示す．黒い枠は健常者，青い枠は PD 患者の Vowel space を示す（文献6より一部改変）．

3 子 音

サウンドスペクトログラムでは閉鎖音の無音区間（Voice onset time：VOT）での摩擦音化に注目するとよい。

PD では，発話中の構音運動範囲の狭小化に伴い，閉鎖子音などの閉鎖が不完全となる（アンダーシュート現象）。特に /t/，/k/ 音などで摩擦音化が出現し[2]，サウンドスペクトログラム上では閉鎖音成分が摩擦音成分として観察できる（図1D）。オーラルディアドコキネシスなどで構音に負荷を与えると，より顕著となる。

4 プロソディ（韻律）

プロソディの要素は "声の大きさ"，"声の高さ"，"長さ（発話速度やリズムのこと）" からなり[7]，PD ではこれらの要素の異常が必発する。

PD で生じる声の高さの単調性は，輪状甲状筋などの声の高さに関与する筋の筋強剛や無動，過緊張に伴い，また声の大きさの単調性は胸郭や喉頭筋の無動や連続発話時の振幅減衰により生じると考えられている。それぞれ，Speaking Fundamental Frequency（SFF，図1E）と音圧レベル範囲や標準偏差などで定量化できる。SFF や音圧レベルの変動性は，PD 患者は健常者に比し低下するだけでなく，SFF の変動性は病期の進行とともに低下することが示されている[2]。長さの異常のうち，発話速度に関しては単語内や単語間での休止時間の減少や加速現象の出現により，PD 患者の発話速度は上昇する[2]。また，単音節の繰り返しによりリズム変動を測定した報告によると，PD 患者は健常者に比してリズムの不安定性を示し，加速傾向を認めたとしている[8]。

Ⅲ 音響分析装置／ソフトウェアの紹介

音響学的分析を行うには，有償だが国際的に定評のある Computer Speech Lab（CSL，PENTAX Medical）だけでなく，無料でダウンロードできる Praat や Wave Surfer も利用でき，いずれも近年の研究報告で散見されている。詳細は成書を参照されたい。また，オープンソースではあるが PD 患者向けに作られた Neuro Speech[9] を利用してみるのもよい。

文 献

1) 武田　篤，他：パーキンソン病患者の性格および心理特性(山本光利・編著：パーキンソン病−認知と精神医学的側面)。中外医学社，2003，pp104-105。
2) Duffy JR：Motor Speech Disorders-E-Book, Substrates, Differential Diagnosis, and Management. Elsevier Health Sciences, 2013, pp181-182.
3) Tanaka Y, Nishio M, et al.：Vocal acoustic characteristics of patients with Parkinson's disease. Folia Phoniatrica et logopaedica 63：223-230, 2011.
4) Sanabria J, Ruiz PG, et al.：The effect of levodopa on vocal function in Parkinson's disease. Clinical neuropharmacology 24：99-102, 2001.
5) Cavalli L, Hirson A：Diplophonia reappraised. Journal of Voice 13：542-556, 1999.
6) Bang YI, Min K, et al.：Acoustic characteristics of vowel sounds in patients with Parkinson disease. NeuroRehabilitation 32：649-654, 2013.
7) Fromkin V, Rodman R, et al.：An introduction to language, 7th ed. Cengage Learning, 2002, p592.
8) Skodda S：Steadiness of syllable repetition in early motor stages of Parkinson's disease. Biomedical Signal Processing and Control 17：55-59, 2015.
9) Vasquez-Correa JC：NeuroSpeech <https://github.com/jcvasquezc/NeuroSpeech>（アクセス日：2019 年 1 月 14 日）

（飯高　玄）

Ⅲ. パーキンソン病の発話障害　1. パーキンソン病の発話特徴

29 コミュニケーション障害／音声障害の心理社会的問題

　本項では，パーキンソン病（PD）患者のコミュニケーション障害ならびに音声障害の心理社会的問題について，認知機能障害の影響と，音声障害の心理社会的評価の観点から解説する．

Ⅰ パーキンソン病患者のコミュニケーション障害に影響する認知機能障害

　認知機能障害は，PD の病初期から非運動症状として高頻度に出現し，コミュニケーション障害に影響する[1]．PD 患者で生じる認知機能障害には，①目的に向けて計画を立案し，それに応じて修正しながら効率的に行動する能力である遂行機能の障害，②ある課題遂行に必要な情報を，それが必要とされる期間一時的に貯蔵するシステムである作業記憶の障害，③車の運転や，スポーツの技量など，内容を言語化できない行動を再生する記憶である手続き記憶の障害，④色残存の異常や，錯綜図の認知の障害などの高次の視覚情報処理である視覚性認知の障害，⑤他者の表情を見て情動を読み取る表情認知や，損得の情報を学習し，適切な行動を選択する意思決定，他者の心的状態を推測する能力の障害である社会的認知機能の障害が指摘されており[2]，近年注目されている．このうち社会的認知機能の障害は，PD 患者の受容面のコミュニケーション障害を引き起こしやすい．これらの認知機能障害は，軽度認知障害（Mild Cognitive Impairment：MCI）とも呼ばれ，加えて，明らかな認知症も PD 患者の 20％〜30％で認める．このように PD 患者の認知機能障害は，社会生活上，コミュニケーション障害を生じさせ，ADL や QOL を低下させる要因になることを認識しておかなければならない．

Ⅱ パーキンソン病患者の音声障害の心理社会的問題とその評価

　一般的に音声障害患者は心理的ならびに社会的問題を抱えており，これらの症状は時に患者の生活様式や生活範囲，パーソナリティにも影響を及ぼすことが指摘されている[3,4]．PD に高率に合併することがある音声障害は，PD 患者のコミュニケーション障害にも影響を及ぼす．PD における音声障害は，口頭コミュニケーションにおいて，生活や職場環境，家族や友人などの交流に大きく関与しており，Nelson[5]は，PD 患者のもつ音声障害は心理社会的問題として，社会的孤立感，近隣の人たちとの会話を避ける，電話を避ける，コミュニケーションに対してコンプレックスを持つ，音声の問題による職業継続の不安・困難などが生じることを報告している．
　従来から，音声障害を評価する手法として，臨床現場では広く GRBAS 法を中心とした聴覚印象評価が用いられ，必要に応じて生理学的評価，音響学的評価などによる他覚的評価法が用いられてきた．これに対し，近年，QOL の側面から音声障害の心理社会的問題に対する評価の重要性が認識されるに伴い，音声障害を心理社会的側面から評価する尺度が開発されている．心理社会的側面か

ら音声障害を定量的に評価する主な尺度として Voice Handicap Index（VHI），Voice Outcome Survey（VOS），Voice-Ralated Quality of Life（V-RQOL），Voice Activity and Participation Profile（VAPP），Voice Symptom Scale（VoiSS），Vocal Performance Questionnaire（VPQ），Iowa Patient's Voice Index（IPVI）などがある．なかでも VHI は，音声障害に対する心理社会的側面の指標の1つとして，Jacobson ら[6]によって開発され，患者が自身の音声に対してどのように感じているかを声の障害による社会生活上の制約を認める機能的側面，自分の声に対する感情的な反応を反映した感情的側面，および喉頭の違和感など発声に関する身体的認識を反映した身体的側面から，アンケート方式を用いて自覚的に評価するものであり，信頼性と妥当性が検証されている．また，声楽家を対象とした singing-VHI や小児を対象とした p-VHI も開発されている．しかし，一方で PD 患者の音声障害への VHI の適用は十分になされているとはいいがたい．

Ⅲ　パーキンソン病患者の音声障害に対するVHIの適用

　PD 患者の音声障害に対し，VHI を適用した報告は少ないが，Midi ら[7]の報告では，PD 患者の場合，男女両群で比較対照群と比較して VHI の総合スコアが有意に高かったと報告している．本邦では，田中ら[8]が PD における総合的重症度と音声の心理社会的重症度の関連性を VHI を用いて評価し，運動機能の重症度である UPDRS ならびに Hoehn and Yahr 修正重症度分類と，VHI との間で有意な相関を認めなかったことから，総合的重症度と音声の心理社会的重症度を分けて評価することの必要性を述べている．

　これまで，PD 患者に VHI を実施した報告では，各研究者の報告間で差がみられ，標準偏差も大きく，個人差やその他の要因の関与が推定される[7,8,9,10]（表1）．しかし，いずれの報告でも VHI の得点は，反回神経麻痺患者や声帯病変患者と同程度か，もしくはそれ以上の高値を示した報告がなされ，PD 患者の音声障害による社会生活上の制約や心理社会的問題の存在が示唆されている．VHI のような心理社会的評価を実施することで，PD 患者の音声障害の機能障害だけでなく，心理社会面の問題を明らかにできる可能性があり，加えて，患者自身が感じている社会生活上の制約を直接把握することで，コミュニケーション QOL の改善につながると考えられる．

表1

報告者	性　別	VHI total	年　齢	運動機能 (UPDRS)	罹病期間
Midi ら[7]（2008）	Male（n=12）	34.4 ± 3.5	61.6 ± 9.9	14.7 ± 6.6	57 ± 37（月）
	Female（n=8）	15.5 ± 2.9			
田中ら[8]（2009）	Male（n=15）	46.9 ± 28.2	72.5 ± 7.6	27.9 ± 18.5	44.6 ± 29.7（月）
	Female（n=24）	40.6 ± 23.1	69.5 ± 7.2	36.7 ± 24.2	46.9 ± 35.7（月）
Tsuboi ら[9]（2015）	Male（n=13）	30.6 ± 21.2	67.9 ± 7.4	23.9 ± 10.8	14.2 ± 4.7（年）
	Female（n=20）				
Tanaka ら[10]（2015）	Male（n=15）	33.7 ± 18.9	66.6 ± 8.3	22.6 ± 9.8	13.9 ± 5.0（年）
	Female（n=25）	29.7 ± 22.1	70.3 ± 7.4	25.4 ± 13.8	13.1 ± 5.2（年）

IV パーキンソン病患者におけるVHIの実施と解釈上の留意点

　PD患者へのVHIの実施や，結果の解釈にあたっては以下の留意点がある．評価の観点は，主に高値を示すか否か，治療後に得点が変化したか否かで評価するが，VHIの得点は，生活環境や文化的背景，年齢，罹病期間や嗄声度などの差異だけでなく，自覚的な評価の特性上，その時々の気分や出来事の有無，抗パーキンソン病薬の薬効時間の違い等がVHIの得点に影響する可能性がある．

　具体的には，VHIにはPD患者に対して適切でない質問項目が存在している．例えば，項目22の「声のせいで，収入が減ったと感じます」は，高齢で発症したPD患者では定年を迎えている患者も多く，設問自体が不適切である．また，項目21の「夕方になると声の調子が悪くなります」は，薬効によって発話症状が変化する患者も多く，結果的に服用時間に左右されたり，薬効のあるオン期と消失しているオフ期の間で乖離が生じる可能性がある．項目29の「声のせいで，無力感を感じます」などの設問の多くがPDで生じるうつ状態やアパシーによる影響を受ける可能性を考慮しなくてはならない．

　したがって，PD患者におけるVHIの実施と結果の解釈においては，薬が効いているオン期の発話症状を把握するなど，実施上の工夫を行うとともに，患者の背景や病態を把握したうえで，うつ尺度なども同時に測定し，結果を総合的に解釈する必要がある．加えて，VHIは自覚的な評価尺度であることから，認知機能が変動しやすいPD患者に適用する場合の妥当性や信頼性については今後も検討が必要である．また，VHIが評価に適さないと判断される場合には，V-RQOLなど他の評価の活用も視野に入れて，PD患者の心理社会的側面を評価する必要があろう．

文　献

1) 立花久大：パーキンソン病の認知機能障害．精神神経雑誌 115：1142-1149，2013．
2) 鶴谷奈津子：パーキンソン病の認知機能障害．高次脳機能研究 31：261-268，2011．
3) 中西由佳：痙攣性発声障害患者の抱える問題．音声言語医学 42：369-374，2001．
4) Wheeler KM, Collins SP, et al.：The relationship between VHI scores and specific acoustic measures of mildly disordered voice production. J Voice 20：308-317, 2006.
5) Nelson ND：Phychosocial issues in Parkinson's disease and treatment；in Trail M, Protas EJ, et al.(eds.)：Neurorehabilitation in Parkinson's Disease. SLACK Incorporated. 2008, pp103-123.
6) Jacobson BH, Johnson A, et al.：The Voice Handicap Index (VHI)：development and validation. Am J Speech-Lang Pathol 6：66-70, 1997.
7) Midi I, Dogan M, et al.：Voice abnormalities and their relation with motor dysfunction in Parkinson's disease. Acta Neurol Scand 117：26-34, 2008.
8) 田中康博，西尾正輝：パーキンソン病における総合的重症度と音声の心理社会的重症度の関連性．コミュニケーション障害学 26：155-165，2009．
9) Tsuboi T, Watanabe H, et al.：Characteristic laryngoscopic findings in Parkinson's disease patients after subthalamic nucleus deep brain stimulation and its correlation with voice disorder. J Neural Transm 122：1663-1672, 2015.
10) Tanaka Y, Tsuboi T, et al.：Voice features of Parkinson's disease patients with subthalamic nucleus deep brain stimulation. J Neurol 262：1173-1181, 2015.

（福永　真哉）

Ⅲ. パーキンソン病の発話障害　1. パーキンソン病の発話特徴

30 脳深部刺激療法（DBS）後の発話の変化や留意事項

パーキンソン病（PD）に対する外科的治療の1つである脳深部刺激療法（Deep Brain Stimulation：DBS，第4項参照）は，身体機能やQOLの改善に寄与する一方で，ディサースリアが進行的に出現し，コミュニケーション障害を招くことがある．先行報告によると，ディサースリアはDBSに伴う最も頻度の高い副作用の1つであり，約10％で生じるとされている[1]．

Ⅰ DBS施行後に生じるディサースリアのタイプ

Tsuboiら[2]は，DBS後のPD患者の発話特徴をクラスター解析にて"運動低下性ディサースリア群""吃音群""気息性嗄声群""努力性嗄声群""痙性ディサースリア群"の5タイプに分類し，喉頭筋の異常筋緊張に伴う努力性嗄声を主症状とする努力性嗄声群と，開鼻声と構音の歪みを主症状とする痙性ディサースリア群の発話症状はDBSに伴う副作用で生じているとしている．DBSの主のターゲットである視床下核の外側には錐体路が走行しており，その錐体路にまでDBSの電気刺激が波及することで生じると推察している．

留意しなければならないのは，ディサースリアのタイプが，DBS施行後に出現した錐体路系の症状に伴うUUMNもしくは痙性ディサースリアの発話症状と，PDによる錐体外路系の症状に伴う運動低下性ディサースリアが混在する"混合性ディサースリア"に分類されるという点である．

Ⅱ DBSが影響を与える発話特徴（表1）

声量の低下や無力性嗄声などの発話症状は，DBSにより改善することが多い[3]．また，フォルマント解析による母音持続発声時のVowel Space（第28項参照）は，DBS刺激にて拡大することも報告されている[4]．これらは，PDの筋強剛や無動に対してDBSの効果が得られたことに起因するものと考えられている．

表1　DBSが影響を与えると思われる主な発話特徴

改　善	増　悪
声量の低下	努力性嗄声
無力性嗄声	開鼻声
大きさの単調性	構音の歪み

他方で努力性嗄声や開鼻声は，先に述べた理由からDBSにより出現したり悪化する場合がある．特に音声機能の低下は発話明瞭度の低下にも直結しやすいため，早期の評価と対応が望まれる．音声機能の詳細な評価には音響分析を活用し，DUV（第28項参照）に注目するとよい[5]．そのほかにも，DBS後に発話のリズム異常が悪化することが近年報告されており，運動操作やリズムに対してDBSが影響を与えている可能性も否定できない．

III 患者への対応

　まずは出現している発話障害が，DBSの副作用で生じているものか，PDの進行によるものかを確認する必要がある．これはDBSの電気刺激をoffにすることで容易に評価できる．DBSをoffにすることで，特に努力性嗄声や開鼻声の軽快が認められれば，DBSの刺激波及に伴うディサースリアが生じていると判断できる．筆者の経験では，DBSの電気刺激をoffにした直後から30分で発話の変化が確認できる．

1 DBSの刺激条件を変更する

　DBSに伴う発話障害が認められると判断した患者には，電圧（Amplitude）を下げる，低頻度刺激（Lo-Frequency）に変更する，刺激位置を調整するなど，DBSの刺激条件を変更することでDBSに伴う発話障害を軽減できることがある．DBSの刺激条件を発話症状が出現しない程度にとどめると，身体症状に対し充分な治療効果が得られないことがあるが，その場合には内服治療で補うなどする必要がある．担当医と密な連携を取り，患者にとって最適な条件を決定していくことが重要となる．

　近年は，発話障害を含めた様々な副作用の出現を防ぐべく，脳内に挿入するリード部分（図1）[6]や，刺激方法の開発が進んでいる．本邦でも指向性を持ったリード（120°の範囲で電気刺激を与える）で承認・導入されているものもあり，身体症状への治療効果を維持しつつ発話障害の出現を抑制す

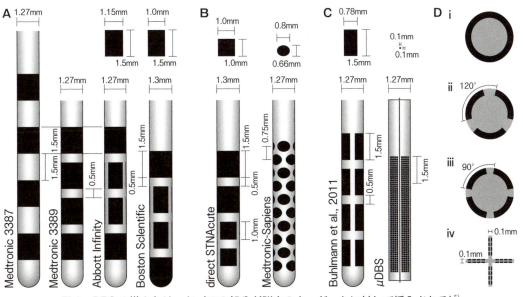

図1　DBSの様々なリード（この部分が脳内のターゲットに対して挿入される）[5]
A：電極の幅や大きさが様々ある，右2つのリードの中央部分2カ所は指向性を持たせることができる
B：指向性リード
C：16点の刺激箇所のあるリードや1760の刺激箇所をもつマイクロアレイのDBS
D：DBS電極の断面図
　ⅰ）円筒状のもの
　ⅱ）指向性リード（1回転あたり120°の範囲で調整ができる）
　ⅲ）指向性リード（1回転あたり4つの接点があり，90°の範囲で調整ができる）
　ⅳ）プラス型の断面で上下左右に32個の電極がある

ることも可能なケースがみられるようになった．今後も技術の発展により，DBSに伴うディサースリアの軽減がなされることが期待されている．

❷ 症状に合った言語治療の選択

DBS施行後のPD患者の発話障害に対しては，後述するLSVT LOUD®（第32項参照），SPEAK OUT!® & The LOUD Crowd®（第33項，第40項参照）[7]，発話速度の調節訓練（第38項参照）[8]の効果が報告されている．先述のタイプ分類における運動低下性ディサースリア群や気息性嗄声群にはLSVT LOUD®およびSPEAK OUT!®などの発声治療が効果的であり，吃音群にはペーシングボードを中心とした発話速度調節が功を奏す．努力性嗄声群，痙性ディサースリア群については言語治療を開始する前にDBSの刺激条件を見直す必要がある．また，これらの群に対する声量増大訓練は，喉頭の過剰収縮を悪化させることがあるため注意が必要である．いずれの治療を施行するにあたっても詳細な発話機能の評価と病態を把握し，症状に適した治療法を選択することが重要である．

IV 術前評価の役割

DBS施行後に生じる発話明瞭度の低下の度合いは，年齢，術前の高次脳機能とPDに伴う身体症状の程度により異なる[3]．術前のPD患者の高次脳機能や身体症状について正確に評価し，術後に出現するであろう発話症状の悪化をある程度予測することによって，刺激条件の設定やリードを選択する際の参考となる．

V DBS以外の治療法の選択

DBSに伴うディサースリアの増悪や出現が懸念されたり，DBSの適応外とされる高齢や認知機能低下を認めるPD患者には「L-ドパ／カルビドパ経腸療法（LCIG）」も治療の選択肢の1つとなる．LCIGとは，カセットに入った薬を，専用のポンプとチューブを使って直接小腸に切れ目なく送り届ける治療法であり，DBSとLCIGは機器を使用した療法としてDevice Aided Therapy（DAT）と呼ばれる．継続的に一定量のL-ドパを維持できるため，ジスキネジアやウェアリング・オフを軽減する効果が期待できる．

文　献

1) Videnovic A, Metman LV：Deep brain stimulation for Parkinson's disease：prevalence of adverse events and need for standardized reporting. Mov. Disord 23：343-349, 2008.
2) Tsuboi T, Tanaka Y, et al.：Distinct phenotypes of speech and voice disorders in Parkinson's disease after subthalamic nucleus deep brain stimulation. JNNP 86：856-864, 2014.
3) Tanaka Y, Tsuboi T, et al.：Predictor for speech deterioration following STN-DBS in PD patients. in Movement Disorder Society, 2018.
4) Tanaka Y, Tsuboi T, et al.：Articulation features of Parkinson's disease patients with subthalamic nucleus deep brain stimulation. J. Parkinsons Dis 6：1-9, 2016.
5) Tanaka Y, Tsuboi T, et al.：Voice features of Parkinson's disease patients with subthalamic nucleus deep brain stimulation. J. Neurol 262：1173-1181, 2015.
6) Anderson DN, Osting B, et al.：Optimized programming algorithm for cylindrical and directional deep brain stimulation electrodes. J. Neural Eng 15：26005, 2018.
7) Jeniffer C, Samantha E：Deep Brain Stimulation in Parkinson's：Common Speech Characteristics & Strategies for Intervention. in American Speech-Language-Hearing Association Convention, 2015.
8) 鈴木淳一郎，田中康博，他：脳深部刺激術後に生じた反復性発話異常に対してペーシングボードが有用であったパーキンソン病の1例．臨床神経学 53：304-307, 2013.

〈田中　康博〉

Ⅲ．パーキンソン病の発話障害　2．パーキンソン病の発話訓練

31 パーキンソン病の発話の評価と治療における留意事項

Ⅰ 薬効のオン・オフについて

　パーキンソン病（PD）は，薬効減弱に伴いオン・オフ現象が出現する．オフ時に認められる発話症状がオン時に消失するのか，オン時に認められる発話症状がオフ時にも継続するのかを把握することで，治療のターゲットとなる発話症状が見えてくる．

1 オンの時間帯を知る

　転倒や誤嚥などの身体的リスクの少ない発話面では，オフ時には積極的には介入しないということが前提となる．その理由として，オフ時に発話訓練を行ったとしても，その際に生じていた発話症状が薬効オン時には消失していることも多いことや，オフ時には"思考の制止"や"ドパミン欠乏に伴う前頭葉機能の低下"を生じることがあり，言語聴覚療法による学習効果が得られにくく非効率的であることなどが挙げられる．患者と家族，スタッフなどから，オンやオフが内服後どれくらいの経過時間で出現し，持続するかを聴取し，できるだけオンの時間帯で言語治療を実施するよう時間を調整するとよい．

2 オフ時の対応

　言語治療中に訪れる突然のオフに対しては，一旦課題を中断し患者を休ませるなど配慮するとよい．数分後に再びオンとなる患者も少なくないが，オフ症状が重度で長時間に及ぶ患者に関しては，Yes-No反応など，オフの間に使用する最低限のコミュニケーション手段を確保しておくことや，緊急時の対応について事前に決定しておく必要がある（表1，図1）．

表1　コミュニケーションに対する緊急時の対応案

ブザー，ベル，鐘，チャイムなどを利用する	・1回のブザーは家族を呼ぶ，2回のブザーは薬を飲ませてください等，ブザーの回数による約束事も決めておけるとよい． ・軽く叩くだけで音の出る呼び出しベル（鐘）を利用する． ・市販のベビーブザー（呼吸や心拍の異常が生じた際に音が鳴る乳児用のブザー）を利用する． ・ナースコールやコードレスチャイム（飲食店などで利用されている無線のチャイム）を利用すると，患者と離れた場所でも呼び出し音の聴取が可能となる．
携帯電話の利用	・あらかじめ緊急の連絡先を登録しておく． ・スマートフォンの緊急通知用のアプリケーション（例：ワンクリックで特定の連絡先に繋がったり，メッセージが流れたりする機能）をダウンロードし，すぐに活用できるよう準備しておく．
ヘルプカード，その他のカードの活用	・本邦で活用が広まっているヘルプカードを活用し，周囲に知らせる（ヘルプカードは各市町村障害福祉担当課や保健所などで配布されている）． ・服用時間と，オン時間を記載したカードを準備し携行する（図1）．
ジェスチャーの利用	・各種ジェスチャーに伴うメッセージをあらかじめ決めておくとよい．
ライフコール等の利用	・警備会社との契約などで利用できる通信手段を活用する．

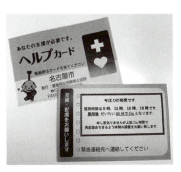

図1　ヘルプカードの活用例

Ⅱ 訓練場所の防音に配慮する

　PD患者に対するディサースリアの治療では，患者に発声を促すことが多い．しかし，患者や言語聴覚士が訓練室外への音漏れを気にして声量を抑えてしまうことがあり，結果として治療効果が充分に得られないケースがある．そういった場合には音漏れを軽減するための簡易的な防音壁や吸音パネルを用いるとよい．フェルトタイプのものや，磁石やマジックテープなどで容易に張り付け可能なものも販売されており，比較的安価で導入できる．また，患者の治療時間に合わせて隣り合う訓練室が空室となるよう他の言語聴覚士に協力を仰ぐこともよい．

Ⅲ 患者の発話を分析する際の留意点

　PD患者では，発声発語器官の運動機能は良好に保持される一方で，発話で異常を認めることが多く（第27項参照），発話特徴を正確に把握することが評価と治療において大変重要となる．患者の発話を録音し，複数回にわたり聞き返したり，担当者（自身）以外の言語聴覚士にも発話を評価してもらったりすることで，より正確な判定に繋げるように努める．録音データがあればPD患者のフィードバックならびに治療に対する意欲向上にも活用できる．
　患者の発話を録音する際には，録音データを音響分析（第28項参照）でも活かせるよう録音環境や使用する機器の種類に配慮するとよい．

1 録音環境
できる限り防音に配慮し，可能であれば防音室の利用が望ましい．録音中に院内放送などの環境音による干渉があれば録音を一旦中断する．また，身体の震えやジスキネジアにより録音したデータにノイズが生じないよう，患者の上肢は必ず自身の膝の上においてもらい，録音機器とマイクロホン（マイク）を置いた机に，患者の身体が触れないよう距離を調整して録音するよう努めるとよい．

2 マイクロホン
マイクは指向性の高い（単一指向性：図2）モノラルのコンデンサマイクを選択する．録音機器に付属のマイクではなく，外部入力機器としてマイクを接続し利用することが望ましい．マイク－口唇間の距離は近すぎると呼気流がノイズとして入力されてしまうが，かといって30cm以上離してしまうと声量の乏しいPD患者では録音が上手くいかないことが多いため，10～15cm程度の距離で測定するとよい．

3 録音機器
発話の詳細な評価のために音響分析をするのであれば，MP3などの圧縮処理される機能の利用

無指向性　　　双指向性　　　単一指向性　　　鋭指向性　　　超指向性
（Omnidirectional）（Bidirectional）（Cardioid）（HyperCardioid）（Shotgun）
全方向に一様な　マイクの前後方向に　マイクの前方にだけ　マイク前方の狭い　マイク前方のさらに狭い
感度を持つ　　感度を持つ　　　感度を持つ　　　範囲に感度を持つ　範囲に感度を持つ

図2　真上から見たマイクロホンにおける指向性

は避け，44.1kHz，16bit量子化（CDと同等）以上の音質で録音できる機能や機器を用いる必要がある．スマートフォンを用いて録音する場合は，プリインストールされている録音アプリケーションの利用は避け，44.1kHz，16bit量子化以上の質で録音可能なアプリケーション（例：ShurePlus MOTIV）と専用の付属品（マイクなど）（例：SHURE製MV88）を利用することが望ましい．

Ⅳ 精神症状に留意する

PDに伴う周辺症状として抑うつや不安，アパシー（意欲低下），易疲労性がある．そのため言語治療に対して消極的であったり，治療効果が得られているにもかかわらず患者自身がそれを前向きに評価できなかったりすることも多い．患者のモチベーションを向上させ治療効果につなげるために，訓練中には患者を激励し，大いに褒め称え，明るく楽しい雰囲気で，言語聴覚士が患者を強くけん引していくことが必要となる．治療効果に対して懐疑的になる患者に対しては，音響分析や騒音計などを活用し客観的なデータで理解を促すとよい．

Ⅴ 発話訓練は"会話"で終える

発声訓練はあくまでも日常場面における会話がスムーズになされるようにするための土台に過ぎない．母音の持続発声や声の高低課題などの基礎的な機能訓練で終えるのではなく，できる限り会話訓練でその日の治療を終了するよう心がける．たとえ重度の事例であっても，Yes-No反応や拡大・代替コミュニケーション（Augmentative and Alternative Communication：AAC）を使用した"会話"で終了し，患者の満足度を高めることが重要である．

Ⅵ 病期に応じたアプローチ

PDは進行性の疾患であり，程度の差こそあれ機能低下は必ず生じる．適切な言語治療を提供するには，常に症状を評価し，病期に応じた最適な治療目標と訓練プログラムを立案する必要がある[3]．

病初期には，発話症状に対して積極的にアプローチし，音声でのコミュニケーションを維持できるよう努めることが主となる．一方，症状が進行し発話困難になった進行期の患者については，これまでの介入方法とは異なったアプローチが要求される．この時期には多くの患者に重度の認知機能低下や幻覚，妄想等の精神症状をみとめるようになり，訓練効果が得られにくくなるためである．したがって言語訓練としてのかかわりはコミュニケーション手段の確保に重きをおくことになる．

病初期から進行期にいたる全過程を通し，常に患者と家族に寄り添う努力が必須であり，QOLの向上を意識して治療に臨むことがPD患者に関わる言語聴覚士の心構えとして最も重要であるといえる．

文　献

1) 柏原健一：パーキンソン病と病的賭博(山本光利・編：パーキンソン病－報酬系，神経機能画像)．中外医学社，2007，pp90-97．
2) 佐藤健一，服部信孝：家族性(遺伝性)パーキンソン病(水野美邦，近藤智善・編：よくわかるパーキンソン病のすべて)．永井書店，2004，pp297-315．
3) 日本神経学会・監修：パーキンソン病診療ガイドライン2018．医学書院，2018．

（田中　康博）

Ⅲ. パーキンソン病の発話障害　2. パーキンソン病の発話訓練

32 LSVT LOUD®
―その理論と治療法

Ⅰ 理論的背景

1 概　要

Lee Silverman Voice Treatment (LSVT®) LOUD は，パーキンソン病 (PD) に伴う音声障害のために，Lorraine Ramig 氏らにより開発された音声治療手技である．他の音声治療法と比較してエビデンスレベルが高く，世界で最も利用されている治療手技であることから，現時点で PD の音声治療におけるゴールドスタンダードであるといえる．

2 治療効果

治療効果は声量増大に留まらず，PD 患者のさまざまな側面におよぶ（表1）．

表1に挙げた治療効果以外にも，聴覚野に生じていた過剰な電位が正常化したとする報告や，表情に改善を認めたとする報告，嚥下機能に改善を認めたとする報告がある．

3 治療原則

本治療では，治療効果を最大限に引き出し，その効果を持続させるため，①集中的な音声治療で声量の増大をはかる，②自己生成音声に対する認識（自己校正）を改善する目的で，患者が"大きすぎる"と感じたとしてもその声量は健常者の通常発声範囲内であることを認識させる（表2，図1），③治療効果の長期的な維持を容易にするための，発声行動に対する注意を高める（図2），の3点を重要視している．

4 資格制度

LSVT LOUD®を実施するには，所定の認定試験に合格する必要がある．これは，世界中の PD 患者が等しく高水準の LSVT LOUD®治療が受けられるようにしたいとする Ramig らの意思を反映したものである．認定資格取得後は，本邦でも5年ごとの資格更新が義務づけられている．資格制度は今後変更される可能性があり，LSVT® Global のウェブサイト[2]で最新情報を参照されたい．

表1　LSVT LOUD®の治療効果[1]（PD 患者を対象としたものを抜粋して記載）

治療効果	結　果
自発話声量が約5dB 増加	2つの無作為化比較試験において，自発話の声量が平均約5dB 増加し，呼吸訓練を主とした治療と比較して有意に改善した．
発話明瞭度が改善	本治療後，声量のみならず発話明瞭度においても改善を認めた．
抑揚の乏しさが改善	音読および自発話における基本周波数の変動性（抑揚）が改善した．
声帯の動きが改善	喉頭ストロボスコピーによる観察で，本治療後に声門閉鎖が改善した．
脳機能が変化	PET を用いた画像研究で，①補足運動野の過活動が正常化し大脳基底核の活動が活性化し，②右半球の発声関与領域（運動野および運動前野，聴覚野，前頭前野）の活性化も確認された．
治療効果が2年間持続	進行性疾患であるにもかかわらず，患者の声量は治療2年後においても治療前と比較して有意に良好であった．

表2　LSVT LOUD®の治療戦略

	目的	概要
Target（目標）	声の大きさがターゲット	治療を単純化することは，神経可塑性や学習の点において高いエビデンスがある
Mode（方法）	高負荷で集中的に行う	1対1のセッションで，個々の患者に合わせた高い努力を奨励し，最大の効果量を目指す
Calibration（校正）	般化を目指す	治療で獲得する大きな声が快適だと感じながら生活できるよう，自己の声量に対する認識を"再調整"する

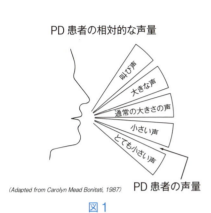

図1
PD患者は普段，「通常の大きさの声」で話しているつもりだが，実際には「小さい声」よりさらに小さく，自分の声量を正しく知覚できていない．自分が感じている以上に「大きな声（LOUD）」で話すことでようやく，実際の声量が「通常の大きさの声」になることを，反復練習によって認識させていく[3]．

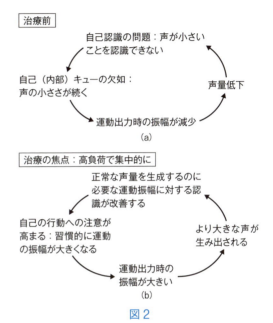

図2
治療前，患者は疾患の影響を受け運動出力時の振幅が小さく（a），小さな声である．自己知覚の問題で声量を正しく認識できず，小声が続く．治療後は振幅が増大し（b），治療前より大きな声となる．声の大きさを正しく知覚できるようになり，それが習慣化する[3]．

（荻野 智雄）

II　LSVT LOUD®による音声治療

　本治療は，個別セッション（毎日の訓練と階層性発話訓練）と，Homeworkなどで構成される（表3）．治療全体を通して"Speak LOUD！（声は大きく）"を患者に強く意識させる．この用語についてはThink-LOUD，Feel-，Do-，Go- と様々存在するが，声量を上げることができるのであれば患者に合わせてどの用語を使用してもよいとされる．単に"大きな声"を目指すのではなく，"良質な声"であることが大切で，言語聴覚士は患者の声質にも注意を向けて治療を遂行する必要がある．
　騒音計やストップウォッチなどを利用し，客観的データで結果を示すことも本治療法の特徴である．声量や声域の測定にはスマートフォンアプリケーションやギター用のチューナーを利用するのもよい．データを自動的に記録し，表計算ソフトウェアなどでその結果を示すことのできる騒音計

表3 LSVT LOUD® の治療内容

実施方法	治療項目	内容	回数	測定項目	治療時間	治療頻度	必要備品
言語聴覚士と共に音声治療として実施	**毎日の訓練（Daily Exercises）**				30分	連続4回／週 16回／4週	・治療教材（音読用の本など） ・飲料水 ・ストップウォッチ ・評価シート ・騒音計 ・チューナー
	母音 /a:/ の持続発声	大きく質の良い声で、/a:/ 発声をできるだけ長く行う	最低15回	声量*・持続時間			
	高い声と低い声	大きく質の良い声で、最も高い声と最も低い声を5秒程度発声する	最低各15回	周波数			
	常套句	大きく質の良い声で、常套句を音読	常套句10個を5回	声量			
	階層性発話訓練（Hierarchical Speech Loudness Exercises）				25分		
		患者に合わせて週ごとに課題が変わる（単語／フレーズ・文・段落文・会話）	回数の規定なし	声量			
患者単独の自主トレーニングとして言語療法室外で実施	**Homework**				・言語聴覚士との治療が行われた日は1回／日，10分 ・言語聴覚士との治療がない日は2回／日，各15分 ・16回の治療終了後も少なくとも1回／日で左記プログラムを継続実施		・治療教材（音読用の本など） ・飲料水 ・ストップウォッチ ・Homeworkのチェックシート ・（騒音計）
	母音 /a:/ の持続発声	毎日の課題（Daily Exercises）に準ずる	6回	持続時間			
	高い声と低い声	同上	各6回	特になし（オプションで騒音計があってもよい）			
	常套句	同上	常套句10個を1回				
	階層性発話訓練に基づいた課題	階層性発話訓練（Hierarchical Speech Loudness Exercises）に準ずる	回数の規定なし				
	Carryover Exercises	患者の日常生活に合わせた訓練（大きな声で家族に電話など）	回数の規定なし	特になし	患者毎に異なる	毎日	患者毎に異なる

＊声量＝音圧レベルの測定

（図3）を利用すると，治療や評価が容易となる．

1 毎日の訓練（Daily Exercises）

本治療は，まず初めに「母音 /a:/ の持続発声」を行う．本治療による大きな声での連続発声が声帯損傷への引き金になることを防止するため，適宜水分補給による休憩を促す必要がある．PD患者は，発声中に大声を出そうとするあまり喉頭を過緊張（hyperfunction）させることがある．このような事例に対しては，患者が十分な吸気−呼気を得るために，言語聴覚士が敢えてオーバーな動作でモデルを提示し，喉頭でなく腹部に意識を

a) 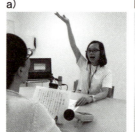 b)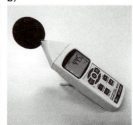

図3
a) LSVT LOUD®治療の様子．騒音計で声量を測定している．
b) データロガー騒音計（SL-4023SD，マザーツール）．ここで示した騒音計では，外部記録媒体（SDカード）を介して，声量の変化を経時的に記録することができる．なお，騒音計は背面に三脚が設置できるよう穴が開いているものを選択すると測定に便利である．また，声量はC特性（音圧レベル［物理量］に近似した特性）で測定することが望ましい．

向けた発声を促すとよい．筆者が勤務する病院では，過緊張性発声が習慣化しないよう，症例によっては軟起性発声（/haː/）を用いている．

続いて，「高い声と低い声」の訓練を行う．高い声ではより過緊張性発声を，低い声では小声やvocal fly をそれぞれ誘発しやすいので，そうした発声にならないよう指導する．

最後に，常套句を用いて"発声"から"発話"への移行を目指す．ここでは「おはよう」など毎日必ず使う短い句を使用する．患者の生活に合わせた内容を用いるが，長文や使用頻度が低い語句は避ける．筆者は，「お風呂入ったよ」や「ご飯できたよ」を使った経験もある．

② 階層性発話訓練（Hierarchical Speech Loudness Exercises）

階層性発話訓練では，毎日の訓練で獲得された発声法で，単語から文，会話レベルの訓練を実践し般化を目指す．内容として，患者の趣味や嗜好に合ったニュースや書籍，歌詞を用いるのもよい．当院では散歩しながら大きな声で話す，初対面の実習生と即興で話す，復職を想定したロールプレイなどを本訓練に取り入れている．

③ Homework と Carryover Exercises

Homework は毎日の訓練と階層性発話訓練を短縮した内容で行い，Carryover Exercises は生活の中で大きな声を実践する機会として行われる．例えば，スタッフや見舞客に対しての会話，家族への電話，売店での買い物時に大きな声を使用することなどもよい．

これらは患者一人で行うことが多いため，発声する環境や発声法には留意が必要である（第31項参照）．治療中に獲得できた声から乖離した自己流の発声法となることがあり，言語聴覚士はHomework 実施中の音声を録音してきてもらい，それを確認したり，Homework の様子を観察しに行くことで自己流の発声を予防していく工夫が望まれる．

Ⅲ LSVT LOUD®後の対応

治療の終了後も，患者は Homework を継続することが推奨されている．米国では，DVD（Homework Helper）を利用した自主トレ，テレセラピー（第36項参照），そして集団療法であるLSVT for Life®も取り入れられており，本邦でもこれらの導入が今後期待される．

このように，LSVT LOUD®が生涯にわたって継続的に行われる治療であるということを言語聴覚士も患者も知っておく必要がある．当院では，4週間の個別セッション後のフォローアップとして，1・3・6・9・12カ月後に，外来での声量測定，Homework 実施状況の確認，発声法の再指導を行い，治療効果の維持を図っている．

（飯高　玄）

文　献

1) LSVT® Global ウェブサイト〈https://blog.lsvtglobal.com/research/loud-reference/〉（アクセス日：2019年1月1日）
2) LSVT® Global ウェブサイト〈https://www.lsvtglobal.com/Get_LSVTLoud_Certified〉（アクセス日：2019年1月1日）
3) LSVT LOUD® 認定講習会テキスト．LSVT® Global，2014．

Ⅲ．パーキンソン病の発話障害　2．パーキンソン病の発話訓練

33 新しい発話治療法とその考え方－SPEAK OUT!®

Ⅰ 概　要

米国テキサス州にあるパーキンソン病（PD）専門の言語治療クリニック（Parkinson Voice Project：PVP）で開発されたのが"SPEAK OUT!®"と"The LOUD Crowd®（第40項参照）"である．個別療法であるSPEAK OUT!®と集団療法であるThe LOUD Crowd®とを組み合わせたアプローチで，長期に及ぶ発話機能の維持とQOLの改善をねらっている（図1）．本項ではおもに個別療法のSPEAK OUT!®について記述する．

Ⅱ 治療理念

本治療のキャッチフレーズは"Speak with Intent（筆者訳：意図的に／意識して話す）"である．本治療によりPD患者に"意識して話す"ことを促すことで，発話機能の改善を目指している．

PDでは，不随意で自動的な運動の際にその症状が顕著となることが多い．例えば，PD患者に1〜15の数字を順唱・逆唱させてみると，順唱時には声量が乏しく，速度は速く，構音操作も拙劣となるが，逆唱では，これらの症状が軽減する[1]．逆唱は順唱に比して経験の少ない課題であり，意識して発話する必要があるためと考えられている．すなわち，発話に意識が向くことでPD特有の発話症状が軽快するのである．SPEAK OUT!®とThe LOUD Crowd®は，このようなPDの特徴を応用して治療プログラムを構築している．

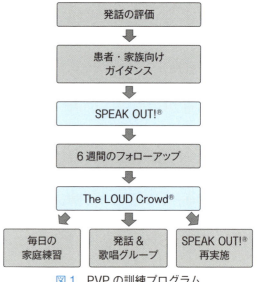

図1　PVPの訓練プログラム

Ⅲ SPEAK OUT!®の治療プログラム

SPEAK OUT!®は，発声・発話・認知訓練を組み合わせた6つの要素で構成される（表1）．治療頻度は，1回40〜45分・週3回・4週間の合計12セッションが基本形であるが，患者の状態や学習状況により治療スケジュールを適宜変更できるとしている．治療は専用のワークブック（図2）に

表1 SPEAK OUT!® の治療プログラム

要素	目標音圧レベル	回数	内容
①ウォーミングアップ （Warm-up exercise）	85-90dB	5回	鼻腔共鳴を意識して "May-Me-My-Moe-Moo" と発声する．発声の焦点を鼻腔〜口腔前方に移動させ，声帯の過内転による二次的音声障害を避け，かつ鼻腔共鳴による声量増大効果をねらう．
②母音の持続発声 （Ah exercise）	85-90dB	5回	良好な声質と声量での /a:/ の持続発声である．言語聴覚士は患者に，①意図を持って，②対面に座っている自分の頭を飛び越えるように（あるいは，部屋の向こう側に聞こえるように）声を出すよう指導する．目標持続時間は10秒である．15回の反復を指示するLSVT LOUD®と比較すると患者への負担が軽く，過緊張発声に配慮されている．
③声の高低 （Glide exercise）	85-90dB	5回	/a:/ の発声で，声の高さを上げ，上げた高さから元の高さに戻す．容易に大きな声を出すことができるピッチ（至適ピッチ）で，なめらかに声の高さを変化させながら発声する．至適ピッチより低いピッチの声は，声道に緊張を生じさせるため発声させない．会話声域の拡大をはかる．
④数唱 （Counting exercise）	80-85dB	患者により程度を変更	複数音節を用いた発話課題である．数唱は順唱だけでなく，奇数のみ，5の倍数など，認知的課題の要素も含む．患者はワークブックに記載された行ごとに息継ぎするよう指導され，長文音読〜発話時のスムーズな息継ぎへの準備課題としての位置づけがなされている．
⑤音読 （Reading exercise）	75-85dB	患者により程度を変更	素材はすべてワークブックに記載されている．日常生活でよく使う挨拶語から15行程度の長文まで，治療の進行に伴って順次長く複雑になるよう構成されている．
⑥認知課題 （Cognitive exercise）	72-78dB	患者により程度を変更	語想起や文章完成課題など，日常生活への応用を目的としたものである．実用的な発話生成機能の向上を目指している．

＊①〜③は全セッションを通して同じであるが，④〜⑥は治療の段階により内容が異なる．SPEAK OUT!®で特に重点が置かれているのは⑥である．

沿って進められる．

IV SPEAK OUT!® 治療の特徴

1 モデリング（模倣）を多用しない

日常生活において，他者の発話を真似する機会はほとんどない．治療効果を般化させるには，患者が発話の適否に自ら気づく必要がある．そのため本治療ではモデリングを多用せず，患者が自分の発話に意識を向けられるよう "Speak with Intent" と繰り返し指示する．筆者は「今は何を意識して話しましたか？」「声量や速さは適切でしたか？」と繰り返し尋ね，患者自身が自らの発話に意識を向けられるよう働きかけている．

2 母音の発声持続時間は10秒に留める

日常会話において，発話に10秒以上かかる文や語句は少ない．また，発声持続を長く行わせると持続の後半で過緊張発声となり，患者がこれを獲得する可能性もある．さらに，本治療の目的である "Speak with Intent" は10秒で充分に実現可能である．これらの点から，母音の発声持続時間は10秒に留めるようプログラム化されている．

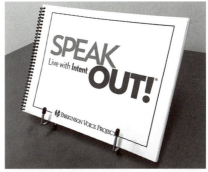

図2 治療に使用する専用のワークブック（表紙）

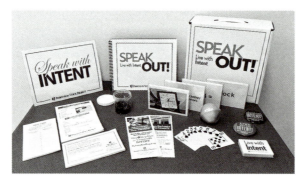

図3 SPEAK OUT!® Therapy Kit（一部を掲載）

❸ 声の高低課題は低くしすぎない

容易に大きな声を生成できる声の高さ（至適ピッチ）以下の低音は，声道に緊張を生じさせる可能性がある．過緊張発声に配慮し，声の高低課題ではこの至適ピッチより低くしないようにする．

❹ 言語聴覚士の業務負担も軽減

騒音計を使用した声量測定は，治療効果の指標として用いるが，声量の記録は目標声量を下回った場合のみでよいとされている．また言語聴覚士が事前の準備なく治療が行えるよう，専用ワークブックを含む各種教材はSPEAK OUT!® Therapy Kit（図3）として，資格取得後にPVPから提供される．

❺ 資格制度

本治療を実施するには，PVPが主催する講習会に参加することが望ましい．e-learning方式での講習会も開催されており，本邦にいながらにして受講することも可能である（講義は英語となる）．SPEAK OUT!®およびThe LOUD Crowd®は"認定"形式を取っておらず，認定や更新のための費用は不要である（ただし講習会受講のための事務手数料は必要）．講習会を修了した言語聴覚士は，SPEAK OUT!® ProviderとしてPVPのホームページに名前や所属などが掲載され，PD患者はそれを利用することでSPEAK OUT!®を実施できる施設を検索できるようになる．また講習会受講後は，本治療法を他者に教えることも奨励されている．現在，SPEAK OUT!® Providerは世界に広がりつつある．詳細はPVPのホームページ（http://www.parkinsonvoiceproject.org）を参照されたい．

❻ 治療成果

SPEAK OUT!®とThe LOUD Crowd®の治療成果として，治療直後の声量増大に加え，その効果の持続性とQOLの改善も報告されている．78例のPD患者を対象とした報告では，SPEAK OUT!®終了直後に会話の声量が約6dB増大し，The LOUD Crowd®へ移行した1年後においてもその声量がおおむね維持されたとしている[2]．また，12名のPD患者を対象とした報告では，The LOUD Crowd®移行8週間後でも，声量ならびにV-RQOL（第29項参照）の社会−感情的側面がSPEAK OUT!®開始時と比較して有意に改善したとしている[3]．このほか，PVPのホームページでは患者が長期間にわたって発話機能を維持している様子が動画で紹介されている．

文 献

1) Boone DR, McFarlane SC, et al.：The Voice and Voice Therapy, ninth edition. Pearson Education, Inc. 2013.
2) Watts CR：A retrospective study of long-term treatment outcomes for reduced vocal intensity in hypokinetic dysarthria. BMC Ear Nose Throat Disord 16：2, 2016.
3) Levitt et al.：The Effects of the "SPEAK OUT!®" and "LOUD Crowd®" Voice Programs for Parkinson Disease. Int J Health Sci 3：2, 13-19, 2015.

〈荻野 智雄〉

Ⅲ. パーキンソン病の発話障害　2. パーキンソン病の発話訓練

34 その他の発話治療法

　これまでの項では主要な治療法を紹介してきたが，それら以外にも多くの治療技法が報告されている．本項では，パーキンソン病（PD）患者の発話障害に効果があったとされるいくつかの治療技法について簡単に紹介していく．

Ⅰ Pitch Limiting Voice Treatment：PLVT[1]

　"Speak LOUD and LOW（声を大きくそして低く）"をキャッチフレーズに，欧米を中心とした各種成書でも取り上げられることの多いアプローチである．そのフレーズ通り，声を低く出すことで声量増大に伴って生じる喉頭の過緊張や喉詰め発声（努力性嗄声）を抑制できるとしている．騒音計を用いた声量と，音響学的パラメータ（Jitter）値は LSVT LOUD®（第33項参照）と同程度に改善し，喉詰め発声につながりやすいとされる高い声域での発声が PLVT では抑えられたとしている．実施プロトコルとして①母音の持続発声，②月名（January-December）の復唱，③短文音読の3課題を30分で行う．

Ⅱ Voice and Choral Singing Treatment：VCST[2]

　言語聴覚士による集団言語聴覚療法と歌唱の2セッションを組み合わせたアプローチである（表1）．集団言語聴覚療法では日常で起こりうる状況を"シミュレーション"したり"イメージ"したりしながらの発話を最終課題としており，これは般化を意識したものとして大変興味深く，効果が期待できる．集団言語聴覚療法，歌唱を合わせ4カ月間で全セッションを完遂するよう設定されている．

表1　VCST のプロトコル

セッション	内　容	頻　度
集団言語聴覚療法：Collective speech therapy	1. 口唇－顔面－首－肩 のリラクセーション 2. 呼吸－発声－構音 を調整し，腹式（横隔膜）呼吸を促す 3. 喉頭のエクササイズ（laryngeal manipulation techniques） 4. 口唇－顔面（－声道）のエクササイズ 5. シミュレーション／イメージ下での発話 　（例：遠くの人と話す，怒り・悲しみ・喜んだりしながら話す）	60分／回，2回／週 合計20時間
歌唱（合唱）：Choral singing	リズミカルでポピュラーな讃美歌を単純化したものを利用する．楽器はピアノを使用し，音楽でリズム刺激を強化するとともに，言語聴覚士は視覚的なキューを与える．	120分／回，1回／週 合計26時間

Ⅲ ロンバール効果の応用[3]

　ロンバール効果とは，耳にノイズを与えるとそれに伴って声量が増大する生理的現象である．ヘッドフォンにて35～55dB のウエイトノイズを患者の両耳に負荷して音読や復唱などの発話課題

34　その他の発話治療法　121

を行うと，声量増大や発話時の音声の基本周波数上昇が認められ，これら症状の改善につれてノイズを漸減・終了しても効果はある程度持続すると報告されている．スマートフォンアプリケーション（APP）である"Simply Noise"等を利用することで，容易にノイズを生成できるので利用してみるとよい．

IV Singing Speech[4]

　発話時に比し歌唱時に明瞭度が改善する患者も少なくなく，こうした事例に適応となるのが，歌うことを意識（イメージ）しながら話す方法"Singing Speech"である．歌うことを意識することで，患者の内部キューにより発話の手がかりが得られることが明瞭度の改善につながると推察されている．

　6年におよぶ言語聴覚療法を受けても発話明瞭度の改善に至らなかった重度ディサースリアを呈す PD 患者が，この方法を用いて効果が得られたとの報告がある[4]．この報告例は重度 PD 患者であったため，通常の発話方法における明瞭度の改善は得られず，あくまで Singing Speech での友人や家族との短時間のコミュニケーションといった限られた場面での効果ではあったが，患者の状態やコミュニケーション場面を考慮し目標設定がなされた良い報告例である．本例のように重度例に対しても効果が得られる可能性があり，試みる価値はある．

V Voice Aerobics®[5]

　"After therapy"プログラムとして開発された治療法で，各種治療技法で改善した発話機能を"維持"することを目的としていることが特筆すべき点である．"Breathwork"，"Power Up Your Voice"，"Cool Down"の3要素で構成され，姿勢に留意し腹式呼吸を用いた発声と上下肢や頸部の運動とが組み合わされている．例えば，片側ずつ側方から手を上げ−下げしたり，両手を組んで前方から上方へ動かしたりしながら発声を行う課題，そして，ダンベルを利用したり，両手に持った紐で足底部を支え，その紐で足を持ち上げたりしながらの発声も行われる．いずれの課題も音楽を巧みに使用し，患者が飽きることなく体を動かすことができるよう工夫されている．DVDや音楽CDも販売されているのでそれを利用しながら実施してみるのもよい（https://voiceaerobicsdvd.com/）．

VI 声量の24時間フィードバック

　頸部に当てた喉頭マイクロホンで収集した声量をタブレット端末などで確認できる"Portable voice accumulators"と呼ばれる機器を使用し，自身の声量を24時間フィードバックする方法である[6]（図1）．装着している間は自身の声量を常に客観的数値で確認できるため，患者の声量増大に対する意識を

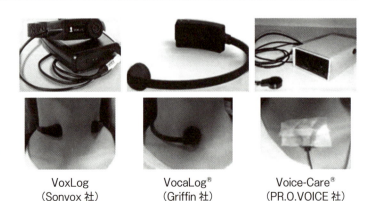

VoxLog　　　　VocaLog®　　　　Voice-Care®
（Sonvox 社）　（Griffin 社）　　（PR.O.VOICE 社）

図1　様々な Portable voice accumulators

持続することができる．この機器を利用したPD患者の8割で，機器を外した1週間後も声量が維持できたとの報告がある[6]．

VII その他のアプローチ

音楽療法によって発話明瞭度や声質のみならず，心理面にも改善をもたらすことも報告されている[7]．音楽による外的なリズムを利用することで歩様や嚥下機能も改善することが知られており[8]，発話のリズム異常改善への効果も期待できるであろう（図2）．また，PD患者の身体機能改善に効果があるとされる太極拳に，喉頭機能増強を目的とした発声動作を加えた"ホネーション・タイチ"（発声と武術気功動作を組み合わせたもの）も発表されている[9]．これには呼吸補助筋を使用した粗大な運動や，拳を打ち出しながら強く息を吐く（/h/音の表出）などの運動が組み込まれている．

そのほか，モチベーション維持を目的にゲームを利用した言語聴覚療法や[10]，バーチャルセラピスト[11]，e-learning[11]を利用したアプローチも開発されており，今後広がりをみせていくことが見込まれる．

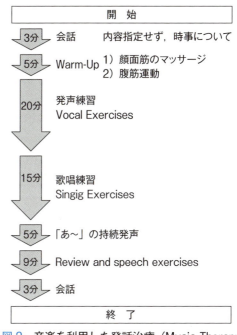

図2 音楽を利用した発話治療（Music Therapy Voice Protocol：MTVP）のプロトコル

文 献

1) de Swart BJ, Willemse SC, et al.：Improvement of voicing in patients with Parkinson's disease by speech therapy. Neurology 60：498-500, 2003.
2) Di Benedetto P, Cavazzon M, et al.：Voice and choral singing treatment：a new approach for speech and voice disorders in Parkinson's disease. Eur. J. Phys. Rehabil. Med. 45：13-19, 2009.
3) 久永欣哉, 高橋信雄：パーキンソン病のリハビリテーション．Japanese J. Rehabil. Med. 49：738-745, 2012.
4) Ferriero G, Bettoni E et al.：Speech disorders from Parkinson's disease：try to sing it! A case report. Mov. Disord. 28：686-687, 2013.
5) VOICE AEROBICS：〈https://voiceaerobicsdvd.com/〉（アクセス日：2018年8月29日）．
6) Schalling E, Gustafsson J, et al.：Effects of tactile biofeedback by a portable voice accumulator on voice sound level in speakers with Parkinson's disease. J. Voice 27：729-737, 2013.
7) Haneishi E：Effects of a music therapy voice protocol on speech intelligibility, vocal acoustic measures, and mood of individuals with Parkinson's disease. J. Music Ther. 38：273-290, 2001.
8) 林 明人, 大越教夫：パーキンソン病における歩行とリズム－音リズム刺激の臨床応用．総合リハビリテーション 32：847-851, 2004.
9) 武内俊明, 有井敬治：パーキンソン病とリハビリテーションとしてのスポーツの利用．BRAIN and NERVE 71：125-133, 2019.
10) Juliane M, Hendrike F, et al.：Game-Based Speech Rehabilitation for People with Parkinson's Disease. J Speech Lang Hear Res 60：1818-1825, 2017.
11) Kamińska I, Zebryk-Stopa A, et al.：The progress in the rehabilitation of dysarthria in Parkinson disease using LSVT (Lee Silverman Voice Treatment). Otolaryngol. Pol. 61：713-718, 2007.
12) Beijer LJ, Rietveld TC, et al.：Evaluating the feasibility and the potential efficacy of e-learning-based speech therapy (EST) as a web application for speech training in dysarthric patients with Parkinson's disease：a case study. Telemed. J. E. Health. 16：732-738, 2010.

（田中 康博）

Ⅲ．パーキンソン病の発話障害　2．パーキンソン病の発話訓練

35 呼吸機能の新たなアプローチ —ブテイコ療法

Ⅰ 呼吸の基礎理論

　呼吸数が増すと必然的に各呼気の持続時間が短くなり，一息で発することのできる音節数が減るため発話明瞭度の低下を招くことにつながる．また，発声・発話障害のうち約15%が呼吸に関連しているとされる[1]．呼吸の際に息の音が聞こえたり，呼気時にのみ音を伴ったりすると，発話開始時に過剰な声門閉鎖を生じ，その結果として声帯を傷つけることが多い[2]．

Ⅱ パーキンソン病患者における発話のための呼吸

　パーキンソン病（PD）患者は，無動・筋強剛などの症状により，胸郭に負担のかかる前傾の姿勢異常を呈すだけでなく，胸郭や喉頭などの動きも小さくなる．また，呼吸数の増加に伴い，発話の動力源となる呼気が短くなる．その結果，発話は全体的に声量が減少するだけでなく，文末にかけ極度に声量が乏しくなることが多い．

Ⅲ 治療の背景

　呼吸器官には，大胸筋や腹直筋などの「骨格筋」と，呼吸臓器にある「平滑筋」の2種類の筋が存在することを忘れてはならない．つまり，呼吸機能を高めるために，この2種類の筋を活性化していく必要がある．骨格筋の強化には嚥下治療で利用が広まっているEMST 150のような治療法が使われる（第19項参照）．一方，平滑筋の機能を改善する方法にブテイコ療法（Buteyko method）がある．また，姿勢の調整をすることも発声によい影響をもたらす（第17項参照）．

1 ブテイコ療法の概要

　ウクライナ出身の医師，Konstantin Buteyko氏が開発したブテイコ療法は，慢性的な体調不調の多くが過換気による低二酸化炭素症に起因するという概念に基づく．この療法は，呼吸に直接的な支障を来す疾病，主に喘息と関連する諸症状の抑制と軽減に使われてきている[3,4]．

　酸素（O_2）が人体に必要であることは周知の事実であるが，実は二酸化炭素（CO_2）も人体の恒常性維持に重要な役割を果たしている．具体的には，体内に取り入れたO_2を血流から細胞組織に届ける過程で一定量のCO_2が必要とされる．過換気が原因となって体内のCO_2比率が下がると，血流中の酸性・アルカリ性の適正なバランスが失われて，充分なO_2を組織に放出できない状態が発生する[3]．この状態は過剰なストレスやパニックによる急性のものと，長期に及ぶ非効率的な呼吸の習慣化により健康障害を引き起こす慢性のものとがある．

　呼吸を制御することは，発声を補助する副次的効果がある．このため，近年ではブテイコ療法の

一部が発声治療に役立つものとして，米国の言語聴覚士の間に浸透してきている．本項では，ブテイコ療法からPD患者の発声機能の改善に応用できる部分を紹介する．なお本療法は，表1にある疾病を持つ患者には不適格である．PD患者はこれらの疾病や障害を合併する事があるので導入には注意が必要である．

表1　ブテイコ療法が不適格な疾病[5]

集中治療中の癌患者
糖尿病
てんかん
統合失調症
血圧障害
過去6カ月間で胸部・心疾患の診断を受けた患者
鎌状赤血球貧血症
動脈瘤
脳腫瘍
腎臓病

2　ブテイコ療法の実際（図1）

■鼻呼吸

通常呼吸が鼻呼吸であることを確認する．鼻呼吸の利点は①外気が体温に近い状態で吸気される，②鼻腔内の粘膜組織を通過する際に適度な水分を得て吸気が体内に流れる，③鼻腔内の繊毛組織により埃などの異物が体内に入ることを制御できる[6]．さらに④鼻腔は口腔より狭いので過剰な吸気を防ぐ，という利点もある．

鼻づまりで口呼吸しかできない場合，鼻腔からの呼吸を可能にする動作から開始する．この動作は簡易に実現可能で，通常の自然な呼気の後で口を閉じ，鼻をつまむことによって鼻腔も閉じ，吸気が必要と感じるまで首を上下に静かに振る．再度の吸気が必要と感じたら吸気をし，呼気の後同じ動作を繰り返す．この動作の繰り返しによって鼻腔が開き，鼻呼吸が可能となる．

■姿　勢

姿勢を確認する．PD患者は前傾姿勢に加え，両肩が前方へ曲がり，頭部と背部の筋力が低下して弓状に丸い背中で首が突き出した姿勢となることが多い．この姿勢は，呼吸にも必要以上の負担をかける．

姿勢異常の自覚に乏しい患者には，両腕を伸ばした状態でゆっくりと両手を頭上で合わせて，その際に上腕部が両耳に触って腕が前傾せずにまっすぐ天井を指すよう指導する．そうすると背筋が伸びると同時に姿勢矯正の必要性を自覚することができる．背もたれのある椅子では背もたれから数センチ前方に離れて座るようにする．姿勢は長期の習慣により確立されるので，治療中に何度かこの動作を繰り返すとよい．

■腹式呼吸

次に腹式呼吸を試みる．胸部と腹部に左右それぞれの手を当て，吸気時にどちらの手が動くかを感じさせる．この際にも鼻呼吸を強調する．吸気で腹部が膨らみ，呼気で腹部が小さくなるのが本来であるが，これが逆転するPD患者も少なくない．その場合には，仰臥位で腹部に軽いものを載せ，それが吸気で持ち上がり呼気で下がるのを確認しながら練習させるとよい．

■呼吸数

続いて呼吸数（1分）を測定する．導入の初期には言語聴覚士が呼吸数を数えるが，次第に患者自身で測定するように指導する．健常成人では8〜12回／分を目標とするが，PD患者の場合は20回以下であればよい．

呼吸は感情の起伏やストレスに影響されるので，測定前にリラックスさせることが大切である．静かに座り，自然な呼吸の状態を確認する．リラックスが難しい場合，肩をすくめるなどの緊張状態を作ってから力を抜くなどの対応をすることで，リラックスした状態とそうではない状態の比較ができる．こうした介入を経てリラックス状態での呼吸に対する自覚を促す．

自然な呼吸を数回した後，呼気が終わったところで自分の鼻をつまんで鼻腔を閉じた状態で自然に次の吸気をしたくなるまで息を止め，無理なく呼吸を停止できる秒数を測定する．ブテイコ療法

①コントロール・ポーズが徐々に長くなること，②リラックスすることにより1分間の呼吸数と脈数が減少すること，③過換気とそれによる健康状態への悪影響を回避することを目指す．

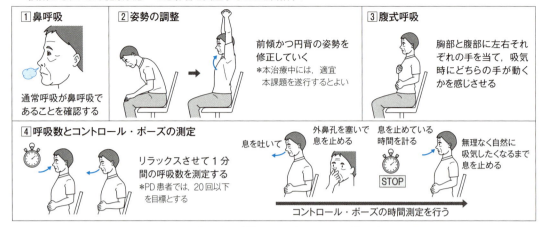

図1　ブテイコ療法のコントロール・ポーズ

では，この呼吸停止時間を「コントロール・ポーズ」と呼ぶ．コントロール・ポーズでは，①呼気が終了した時点で鼻も口も閉じた状態で測定すること，②再び吸気するときに鼻呼吸にすること，の2点が重要視される．コントロール・ポーズの後，大きな口を開けて吸気をする患者もいる．これは，患者が過剰に長く息を止めすぎた結果で生じることが多いので，こうした患者に対しては，吸気の必要を感じたら我慢せず吸気を得るように指導する．

PD患者では，コントロール・ポーズを適正に行うことが難しいこともある．この場合，1分間の呼吸数を減らして各呼気を長くすることから始める．例えば，まず患者の呼気の後に言語聴覚士が「1」と数えた後に吸気するよう指導する．「吸気－呼気－1のリズム」が難なく繰り返せるようになったら，この数を増やし，呼気の後に「1, 2」と数えてから次の吸気を行う．このようにして「吸気－呼気－1, 2のリズム」が確立してくると，呼吸数も正常範囲に近づいてくる．この後にコントロール・ポーズを指導するとよい．

患者がコントロール・ポーズ測定の方法を理解したら，1日に4回は患者自身で測定・記録できるように指導する．この測定と共に1日に4回，呼吸数と脈拍／分を測定する．

日常会話でも，会話の途中で生じる吸気を，口を閉じた後に鼻呼吸で行うよう指導する．この動作は先述した鼻呼吸の効果に加え，発話速度を自然な形で低下させることにもつながる．本療法は，構音機能が比較的良好に保持されており，発声と呼気のタイミング調整が困難な症例に功を奏すことが多い．

文　献

1) Hixon TJ, Weismer G, et al.：Preclinical speech science：Anatomy, physiology, acoustics, perception. Plural Publishing, 2014, p9.
2) Lewandowski A, Gillespie AI：The Relationship Between Voice and Breathing in the Assessment and Treatment of Voice Disorders. Perspectives of the ASHA Special Interest Groups 1：94-104, 2016.
3) Chaitow L, Bradley D, et al.：Recognizing and Treating Breathing Disorders. A Multidisciplinary Approach 2nd Ed. Elsevier Health Sciences, 2014, p26, pp241-247, p52.
4) Burgess J, Ekanayake B, et al.：Systematic review of the effectiveness of breathing retraining in asthma management. Expert review of respiratory medicine 5：789-807, 2011.
5) McKeown P：Close your mouth. Buteyko Books, 2013, p27.
6) Ferrand CT：Speech science：an integrated approach to theory and clinical practice (with CD-ROM). Pearson Education, 2018, pp76-77.

（レビット　順子）

36 発声機能の新たなアプローチ
－マニュアル療法を中心に

Ⅲ. パーキンソン病の発話障害　2. パーキンソン病の発話訓練

Ⅰ 発声とその周辺環境

　発話明瞭度の低下を伴うパーキンソン病（PD）患者は，会話の際に聞き返されることが多い．さらに多数の人と接することによる緊張感やストレスにより，喉頭周囲筋だけでなく頸部，胸部，肩および背部の筋肉などにも無意識のうちに負担をかけた発声努力をすることがある．無理な動きが習慣化すると，筋肉を覆う筋膜と周辺組織が硬化して運動機能が制限され，発声に関わる動作にも影響する．また意思疎通の困難さによる精神的負担はしばしば自律神経（交感神経，副交感神経）支配である呼吸や体温そして鼓動の変化をも及ぼす．こうした変化から骨格や周辺組織の緊張状態が生じ，発声にも影響することがある．

Ⅱ マニュアル（徒手的）療法の導入にあたって

　喉頭マッサージを筆頭に，筋肉の過緊張に伴う発声障害に対する頸部－喉頭周囲のマッサージは，これまでも言語聴覚士に使われてきた[1]．近年は，このような技法をさらに拡張して硬化した筋膜と周辺組織の緊張を緩めることで発声機能の改善を目指すマニュアル（徒手的）療法が普及している．

　筋膜は特定の器官に留まらず，全身の組織を包みこみ，組織間の結合をも担うため，本療法を実施するには，頸部の知識だけでは対応が不十分となる．筋膜やその周辺組織に対する解剖学的知識に加え，頸部以外の身体部位（例えば，肩や背部）の構造と機能など幅広い知識が求められる．

　類似した療法には，顔面と頸部の脳神経を指先で刺激して組織の動きを支配する神経系統の活性化から発声動作の改善をはかる技法がある[2]．

Ⅲ 筋膜とその機能

　腱や靭帯と同様に筋膜は結合組織であり，主に浅筋膜と深筋膜の二層を形成する．浅筋膜は皮下全面にわたる層で脂肪組織，神経，血管，リンパ管他の結合組織の間を満たすものでその密度や形態は人体の部位により多様である．筋膜周辺の構造の例を図1に示す[3]．

　深筋膜は筋腹を包み，筋組織を機能に応じて統合したり分割したりするとともに，筋肉を保護するカバーのような役割を果たしている[3]．図1の前腕部断面図の例では深筋膜と浅筋膜を他の構造から区別して見ることができるが，筋膜が周辺構造に包まれることで識別しにくい部位も多い[4]．この筋膜と周辺組織が過度の緊張や負荷などの理由で硬化すると，その存在を皮膚表面から触れることができるようになる．

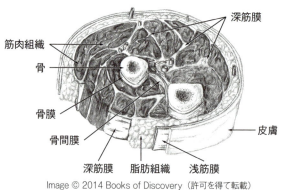

Image © 2014 Books of Discovery（許可を得て転載）
図1　前腕部断面図：筋膜と周辺の組織

Ⅳ　パーキンソン病患者への適応

　PD 患者は前傾姿勢になりがちであり，身体の平衡を保つために背部や頸部の筋肉に過剰な負担が課せられて結合組織と軟組織が硬化することが多い．このため，筋膜とその周辺組織の触診と治療は直接発声に関わる構造よりはるかに下の身体部位（例えば腰に近い背部）から始めるとよい．マニュアル療法は側臥位の状態で行うことが多いが，そのような環境を設定できない言語聴覚室では，椅子に座った状態でも部分的に適用可能である．

　PD 患者のうち特に筋強剛がある患者に対しては，間接的な効果を期待できる．マニュアル療法は他の直接的な療法を支援するもので，それだけで PD 患者の発声を治癒するものではないが，発声の礎となる筋肉と身体構造を支える周辺組織を整えるものとして高く評価されている．

Ⅴ　Myofascial Release 療法の概要

　発声に直接的または間接的に関与する筋膜とその他の緻密性結合組織の緊張を緩める技法として，Myofascial Release 療法[5]と Biodynamic Manual Voice Therapy（BMVT）[6]がある．前者は理学療法士の Walt Fritz 氏が考案したもので，後者は米国言語療法士の Michelle Fava 氏が開発したものであり，いずれも欧米の言語聴覚士の間ではよく利用される技法である．本項では主として Myofascial Release 療法から，PD 患者の発声治療に応用できる部分を紹介する．

　Myofascial Release 療法は，筋膜とその周辺組織の痛みや凝りを除去して身体部分の可動性を向上することを目指し，潤滑油やローションを使わないことと触診により患部を感知したら患者の身体にあてた手を動かさずに圧力を加える点で従来のマッサージと異なる．また，筋膜付近の部位に手を当てることにより大きさや厚みに個人差のある硬化した部分を見出して，その部分全体を対象として治療を行う点で，既知のツボを目標に治療を進める指圧とも異なる．

　導　入

　患者の不安により身体が硬直してしまうことを避けるため，触診を始める前に「少し身体に触れて，筋肉の状態を調べてみますね．いいですか」などと声をかけておくとよい．マニュアル療法の基本は，患者の身体組織がセラピストの手に馴染み，与えられた刺激に反応するという相互作用を促すよう段階的に圧力を加えることである．過度な刺激や負荷は，患者の身体の防御反応（体制）

表1 背部の筋

筋 名	下後鋸筋	腸肋筋	大菱形筋	小菱形筋	僧帽筋
起 始	第12胸椎〜第3腰椎の棘突起と近くの胸腰筋膜	仙骨, 腸骨(腰腸肋筋) 第1〜12肋骨の後面(胸腸肋筋, 頸腸肋筋)	第2〜5胸椎の棘突起	第7頸椎〜第1胸椎の棘突起	後頭骨の上項線, 外後頭隆起, 項靱帯, 第7頸椎以下全椎骨の棘突起および棘上靱帯
停 止	第9〜12肋骨の外側部の下縁	頸腸肋筋: 第4〜6頸椎の横突起の後結節 胸腸肋筋: 第1〜6肋骨 腰腸肋筋: 第6〜12肋骨の後面	肩甲骨の内側縁下部	肩甲骨の内側縁上部	鎖骨外側1/3, 肩峰, 肩甲棘

による抵抗や痛みからの緊張でさらに硬直しやすいので逆効果となる[7]. Myofascial Release療法では患者が感じる刺激のレベルと緊張せずに受け入れられるレベルを常時確認する. 例えば「今の圧力は1から10までの値で言ったらどの程度ですか」「今は5です」「そうですか. もう少し押すとしたらどのくらいまで大丈夫ですか?」「7くらいまでです」というような会話を繰り返しながら治療を進める[7]. 従来の筋膜療法では各部分に刺激を当てる時間は1分半〜2分とされていたが, 今日では5分を目安に当てた手を動かさずに圧力を維持することが推奨されている[7].

2 背部の筋 (表1)

椅子に座った状態で治療をする場合, 背部から始めるとよい. 下後鋸筋あたりから始めて腸肋筋付近, 大菱形筋と小菱形筋周辺へと触診する. 菱形筋は習慣化した前傾姿勢による負担を受けやすく, また呼吸器系の働きにも影響する[8]. 筆者の経験では, 特に大菱形筋付近に凝りを呈するPD患者が多い. また, 僧帽筋上部付近も硬化しやすい部分である.

3 頸部の筋

次に頸部の触診をする. 胸鎖乳突筋は頭頸部を支えることで, 発声を支援している. 前傾姿勢のために頭部の余計な重量を支えることが続くと胸鎖乳突筋とその周辺の斜角筋付近に痛みや凝りが生じてくる. 胸鎖乳突筋の内側には動脈があるのでこの部分は避けて外側から軽く押す. この動作は椅子に座った状態でも可能であるが図2のように臥位状態で行うと, 頭部を保持する必要がなくなるため, 胸鎖乳突筋を含めた頸部の筋に余分な力を入れない状態で治療できる.

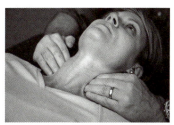

Image © Walt Fritz, PT/Foundations in Myofascial Release Seminars (許可を得て転載)

図2 胸鎖乳突筋外部の治療

図2の例では両手を使っているが, 部位によっては両手を交差したり片手や指先で治療する. 滑りやすい皮膚面の部位ではダイセム(Dycem)などの滑り止めシートを使うとよい.

4 付加的情報

口腔内の緊張が声の響きを制限している場合は舌筋にも介入していくが，こうした口腔内へのアプローチ中は，患者が刺激のレベルを発話で表出できなくなるので，圧力のレベルを指で示すなどの代替の表出法をあらかじめ定めておくとよい．筆者の経験では，PD 患者の発声障害には背部と胸鎖乳突筋への触診療法を各発声治療の導入時に行うことで，発声治療に相乗効果を得ることができている．

Myofascial Release 療法の詳細は，Fritz 氏のウエブサイト上[5]で動画による実例つきで説明されている．この療法は，感覚機能障害，循環器・血管疾患，閉鎖性浮腫，皮膚面の疾患・炎症，発熱，抗血液凝固療法中の患者および表 2 にある疾病を持つ患者には適用できないので，治療の際には留意して，事前の情報確認をすることが必要である．

表 2　Myofascial Release 療法が不適格な疾病[7]

重度の糖尿病
悪性腫瘍
急性リウマチ様関節炎
骨髄炎
動脈瘤
蜂巣炎
骨粗鬆症／骨減少症など骨構造に関する疾病

VI　その他のアプローチ

これまでに紹介した上記の療法に加えて，表3に挙げるアプローチがPD患者にも利用されている．

表 3　その他のアプローチ

名　称	概　要
Manual Circumlaryngeal Therapy	過剰な発声時の負荷が続いて咽頭と舌骨の位置が高くなり，声帯の動作が抑制されている場合に有効な療法．まず，舌骨丘と甲状軟骨の上角に指先で軽度の圧力を加える．次に甲状軟骨の上角を左右に動かしながら胸鎖乳突筋の位置を確認する．患者が発声している状態で甲状軟骨を徐々に下方へ動かす．この動作で声質の改善が認められたら　舌骨丘，舌骨と甲状軟骨の間，甲状軟骨の順に円を描くようにマッサージをしながら甲状軟骨が適正位置に戻るよう，下方に少しずつ圧力をかける[9]．
Biodynamic Manual Voice Therapy（BMVT）	言語聴覚士の業務領域の範囲である呼吸，発声，構音周辺に関わる機能を全体的にとらえて身体の可動性，均整，整合と強化を目的とする．筋膜療法に加えて頭蓋冠治療の触診による技法およびに精神や感情的なリラクセーションも取り入れた総合的な療法[6]．
プッシング療法	咽頭神経系統あるいは構造上の疾患から声帯の内転が完全にできない場合に適する療法．発声時に上半身，特に腕に力を入れて声を押し出す動作と共に，発声訓練をして適正な音声強度と高度が得られたら，実際に押し出す動作をせずに「押し出す」気分で声帯の内転ができるよう指導する．
テレセラピー	インターネットを使って治療する手法．PD 患者の発声治療に地域の天候や交通至便または運動障害などの環境的な制限により通院できない患者に適する．特に国土の広い米国で普及してきている．

文　献

1) Roy N, Nissen SL, et al.：Articulatory changes in muscle tension dysphonia：evidence of vowel space expansion following manual circumlaryngeal therapy. Journal of communication disorders 42：124-135, 2009.
2) Ateras B, von Piekartz H：Integration of a neurodynamic approach into the treatment of dysarthria for patients with idiopathic Parkinson's disease：A pilot study. J Bodyw Mov Ther 22：648-656, 2018.
3) Biel A：Trail guide to the body：A hands-on guide to locating muscles, bones and more. Books of Discovery, 2014, pp14-15.
4) Biel A：Trail Guide to Movement：Building the Body in Motion. Books of Discovery, 2015, p43.
5) https://waltfritzseminars.com/resource-page/〈アクセス日：2019 年 5 月 7 日〉
6) http://clearvoicetherapy.com/workshops/〈アクセス日：2019 年 3 月 18 日〉
7) Fritz, W：Neck, Voice, and Swallowing Disorders, Part One：Introduction Seminar, 2018 pp3-4, p18.
8) Finando D, Finando S：Trigger Point Therapy for Myofascial Pain：The Practice of Informed Touch. Simon and Schuster, 2005, p67.
9) Sapienza C, Ruddy BH：Voice disorders, Third Edition. Plural Publishing, 2018, p249.

（レビット　順子）

Ⅲ. パーキンソン病の発話障害　2. パーキンソン病の発話訓練

37 口腔構音機能の新たなアプローチ

　パーキンソン病（PD）では，基本的には錐体路障害に伴う純粋な運動麻痺はみられず[1]，口腔構音器官についても単発的な運動の範囲に明らかな制限は生じない．しかし，以下に挙げる諸種の問題が顔面ならびに口腔構音器官に生じることで，発話明瞭度の低下のみならずコミュニケーションの障壁が生じ得る．本項では，これらに対するアプローチを中心に取り上げる．

Ⅰ 仮面様顔貌に伴うコミュニケーション能力の低下について

　PDの主要な徴候の1つである"無動"は，口部・顔面領域にも多大な影響を与える．表情・顔面筋の動きの乏しさ（仮面様顔貌）や瞬目の減少はもとより，流涎なども無動の部分症状で生じるとされる．PD患者はディサースリアに加え，仮面様顔貌に伴うノンバーバルな意思伝達手段も制限されるため，ディサースリア自体が同程度の障害であったとしても，他の疾患に比して重篤な意思伝達能力の低下を招くことが少なくない．PDに罹患しているマイケル J. フォックス氏（俳優）も「しゃべり方の不完全さを補うために眉を上げるなどの表情をして見せることもできない」「作り笑いをしているときに，悲しそうに見えてしまうことがよくある」等の仮面様顔貌による意思伝達の困難さを強く訴えている[2]．仮面様顔貌の影響で，ときに怒りながら話しているように見えるPD患者もいるが，言語聴覚士はこうした症状を熟知し，PD患者との会話の際は，表情に症状の影響がみられるかを十分に観察し，患者の実際の気持ちを推察し，理解するよう配慮することも重要である．表情による伝達能力を補完する方法として，英国PD協会では上肢を主としたボディランゲージの方法を紹介しており[3]，利用を考慮するのもよい（図1）．

　喜び　　　　怒り　　　　悲しみ　　　大丈夫　　　OK　　　幸運を祈る

図1　ボディランゲージによる意思伝達の例

Ⅱ 口腔顔面のジストニアに伴う問題とアプローチ

　ジストニアとは，持続的で異常な筋収縮を呈する症状であり，PDではL-ドパ治療に関連して出現することが多い．オン時に出現するpeak-dose dystoniaや，ドパミンの血中濃度上昇期と下降期の二相性に出現するdiphasic dystonia，オフ時に起こるoff-period dystoniaなどが観察される．オ

37　口腔構音機能の新たなアプローチ　131

フ時のジストニアは薬効が減弱した際にみられるため、起床時に生じることが多い．また、脳深部刺激療法（Deep Brain Stimulation：DBS，第4項参照）の副作用として出現することもある[4,5]．

ジストニアが眼輪筋等に生じる眼瞼攣縮（blepharospasm），口唇および周囲筋のジストニアは言語聴覚療法における阻害要因になり得るため、まずは上記に示したL-ドパ製剤との関連を把握し、介入時間を調整するのがよい．抗コリン剤（トリヘキシフェニジル等），抗てんかん薬（クロナゼパム等），抗不安薬（ジアゼパム等）の投与により改善するとの報告例もあるので，主治医に相談するのもよい[6]．

1　眼瞼攣縮

眼瞼攣縮とは、眼輪筋など閉瞼に関与する筋の随意運動困難により自由な開閉瞼ができなくなる症状で、開眼（開瞼）失行と一連の病態とも考えられている[6]．目を強く閉じるこの症状が言語聴覚療法中に出現すると、鏡を用いた口腔構音器官運動の自己フィードバック課題や音読課題の遂行が困難となる．

この症状は、リハビリテーションを連続的に高負荷で行った際に誘発されることも少なくない．大脳基底核は情動・感情に関わる扁桃体との間に密な線維連絡があり、大脳基底核機能との関連が深いジストニアは、情動・感情の影響を受けることが多い．つまり、リハビリテーションにおける軽微な心身のストレスでも眼瞼攣縮の出現に影響する可能性があると考えられる[7]．

言語聴覚療法中に眼瞼攣縮が生じた際には、負担を軽減させた単純な課題に変更する、遂行中の課題から別の課題に意識を移させる、上瞼を他動的（強制的）に持ち上げたのち眼球運動を行わせる、訓練室のカーテンを閉め部屋を暗くする、休息を取るなどの対応が有効な場合がある．そのほか、「遮光眼鏡」や「クラッチ眼鏡（ワイヤー等で上眼瞼を押し上げる）」（図2），「Lundie眼鏡（Lundie Loops，眼鏡の内側のループが眼瞼に触れるように設定されたもの）」を用いる方法、楽しい会話を行う等、心理的ストレスの軽減に配慮した対応が有効である場合もある．

重度の場合は、眼輪筋へのボツリヌス毒素製剤の局在注射や眼輪筋切除術が適応となる場合があるので[6,8]，主治医との連携も重要となる．

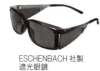
ESCHENBACH社製 遮光眼鏡
遮光眼鏡

眼瞼攣縮の患者が羞明（しゅうめい：異常にまぶしさを感じる状態）を訴え、それが遮光眼鏡を用いることで主観的にも客観的にも症状が改善するとの報告もある[8]．

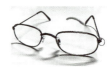
クラッチ眼鏡

クラッチ（ワイヤー）部分は、患者の目の大きさ、開きたい程度、顔の形（眼鏡との距離）、症状の程度により、専門家が微調整する．

図2　遮光眼鏡とクラッチ眼鏡

2　口唇および周囲筋のジストニア

口唇および周囲筋にジストニアが生じると、構音操作に支障をきたして構音が歪む．上記と同様に発声練習中や連続的発話課題の遂行中に突如として症状が生じることもあり、発話訓練の阻害要因にもなり得る．

言語聴覚療法中に本症状が生じた際には、やはり一旦休憩することで症状が軽快するが、粗大でゆっくりとした構音運動を意識して構音させることでも軽快することがある．

3　構音操作の異常に伴う構音障害

PDでは、単発的な運動時では下顎、舌、口唇などの運動範囲は良好に保持されているにもかかわらず、連続的発話時になると運動範囲が次第に狭小化し構音が歪む．また、発話の加速化による影響でも構音が歪む[9]．音声学的検討では、破裂音の摩擦音化が最も頻度の多い構音の異常とさ

れ，その理由として「発話の加速もしくは運動範囲の制限，あるいはその両方に由来する構音点未到達」[10]が考察されている．これらの症状に対しては，発話速度の調節訓練（第38項参照）が奏功することが多い．

Ⅳ LSVT ARTIC®

LSVT LOUD®は，声（voice）に焦点を当てた治療技法（第32項参照）であるが，同時に構音操作や顔の表情等が改善することも報告されている[11, 12]．さらに，LSVT LOUD®の比較対照として構音（articulation）に焦点を当てた"LSVT ARTIC®"が先行報告で紹介されている[13]．LSVT ARTIC®では，"SPEAK ENUNCIATE（はっきり話しましょう）"を標的として表1のような訓練を行う．今後のさらなる研究成果報告を待ちたい．

表1 LSVT ARTIC®の治療プロトコル[12]

課題	内容	回数	治療の経過時間
毎日の訓練（Daily Exercises）			
最大持続運動	舌圧計（Iowa Oral Performance Instrument：IOPI）を使用し，/p/（口唇の閉鎖）と /t/（上歯の後方で舌尖挙上）の運動を4秒間持続的に行う	最低10〜15回	1〜12分
ディアドコキネシス	できるだけ大きな動きかつ正確な動きで（有声音を出さずに）/pa/，/ta/，/ka/ の構音動作を5秒間で可能な限り多く行う	最低10〜15回	
対照的生成ドリル	5秒間にできるだけ多くの，/t/-/k/，/n/-/g/，"oo-ee"，"oo-ah" の発話をそれぞれ行う	最低10〜15回	13〜23分
実用的発話課題	"はっきり話しましょう"の指示のもと，10のフレーズを5回繰り返して言う	最低10〜15回	24〜30分
階層的発話訓練（Hierarchy Exercises）			
	"はっきり話しましょう"の指示のもと，音読や会話などの複数の課題を繰り返し行う．週ごとに単語，フレーズ，文章，会話と次第に複雑化していく．PD患者の目的に合わせてこのレベルは変更することができる．		31〜55分

・治療頻度はLSVT LOUD®と同様であり，4日／週を4週間継続して行う．
・上記記載の治療プロトコル以外にも，訓練室外の課題（Calibration Exercises）として"はっきり話しましょう"を意識してHomeworkやCarryover Exercisesも行われる．宿題は，言語聴覚士とともに治療を行った日は10分／回，1回／日を，言語聴覚士との治療を行わなかった日は15分／回，2回／日，毎日の訓練と階層的発話訓練の内容を簡略化して行う．

文献

1) 久野貞子：パーキンソン病の臨床症候（辻　省次・総編集，高橋良輔・専門編集：パーキンソン病と運動異常）．中山書店，2013，pp293-306．
2) マイケル・J・フォックス（入江真佐子・訳）：ラッキーマン．ソフトバンクパブリッシング，2005，p399．
3) Facial expressions and body language.〈https://www.parkinsons.org.uk/information-and-support/speech-and-communication-issues〉（アクセス日：2018年8月9日）
4) Tolosa E, Compta Y：Dystonia in Parkinson's disease. J Neurol：253, Suppl 7：VII7-13, 2006.
5) 吉井文均：薬物治療（辻　省次・総編集，高橋良輔・専門編集：パーキンソン病と運動異常）．中山書店，2013，pp342-351．
6) 目崎高広：ジストニア（辻　省次・総編集，高橋良輔・専門編集：パーキンソン病と運動異常）．中山書店，2013，pp111-118．
7) 目崎高広：ジストニアの病態と治療．臨床神経学51：465-470，2011．
8) 日本神経眼科学会眼瞼痙攣診療ガイドライン委員会：眼瞼けいれん診療ガイドライン．日眼会誌115：617-628，2011．
9) 西尾正輝：運動低下性ディサースリア（西尾正輝：ディサースリア臨床標準テキスト）．医歯薬出版，2007，pp67-68．
10) Duffy JR：Hypokinetic Dysarthria (Motor speech disorders：substrates, differential diagnosis, and management, 3rd ed.) Elsevier, 2013, p173.
11) 倉智雅子：パーキンソン病の声のリハビリテーション LSVT® LOUD について．コミュニケーション障害学30：103-109，2013．
12) Sapir S, Ramig L, et al.：Intensive voice treatment in Parkinson's disease：Lee Silverman Voice Treatment. Expert Rev Neurother 11：815-830, 2011.
13) Ramig L, Halpern A, et al.：Speech Treatment in Parkinson's disease：Randomized controlled trial (RCT)．Movement Disorders 33：1777-1791, 2018.

（関　道子）

Ⅲ．パーキンソン病の発話障害　2．パーキンソン病の発話訓練

38 パーキンソン病の発話速度の調節訓練

Ⅰ　パーキンソン病の発話速度の調節技法について

　パーキンソン病（PD）では，リズム形成障害の存在が指摘されており，外部キューによる手がかりの有効性が多数報告されている．この外部キューを用いた発話速度の調節技法として，強制的な発話速度の調節技法であるタッピング法，モーラ指折り法，メトロノームを用いる技法，ポインティングスピーチ，ペーシングボードを用いる技法，フレージング法ならびに，プロソディの維持を優先した発話速度の調節技法である遅延聴覚フィードバック（delayed auditory feedback：DAF）を用いる技法について解説する．

Ⅱ　タッピング法，モーラ指折り法

　タッピング法は，発話時にモーラ，単語，文節の単位ごとに手指や足で机や床をリズムをつけてタッピングし，これに合わせてことばを区切って発話することを系統的に獲得させ，自ら発話速度を低下させる技法である．

　モーラ指折り法もタッピング法と同様に，発話時にモーラ，単語，文節の単位ごとに健側手の指を折り，これに合わせてことばを区切って発話することで，発話速度を低下させる技法であり，福迫ら[1]は，麻痺性構音障害患者において異常度と明瞭度の和からなる重症度の改善を報告している．いずれの技法も，自らの身体部位を用いて，リズムに合わせて行うため，運動を阻害するような麻痺などの重篤な運動障害がないことや，注意や意識を中心とした認知機能が保たれていることが適応の条件となる．

Ⅲ　メトロノームを用いる技法

　発話時にメトロノームのリズムに合わせて，発話速度を調節する技法は吃音の流暢性促進訓練の1つとして行われているが，PD患者の発話障害に対する報告は少ない．しかし，PD患者のリズム形成障害は古くより指摘され，歩行訓練では，外的な刺激が歩行を安定させるとされている．加えて，PD患者の摂食・嚥下訓練において，杉下ら[2]は音リズム訓練の有効性を示し，外的な音リズム刺激が，口腔相の随意運動を向上させたと報告している．野崎ら[3]も同様にPD患者の嚥下障害に対するメトロノーム訓練の有効性を示している．上記より，メトロノームを用いた発話訓練は，PD患者の発話障害に対する有効性も示唆される．しかし，外的な刺激であるメトロノーム音にあわせてモーラ，単語，文節の単位ごとに区切って発話させ，発話速度を低下させる技法であるため，外的な聴覚リズム刺激に依存し，なかなか日常会話に般化されにくい点が問題点である（第21項参照）．

IV ポインティングスピーチ

五十音表など文字盤の語頭音にあたる文字を指しながら発話することで，発話速度を低下させる技法である．この技法のメリットは，文字を指しながら発話をすることで，発話速度が低下するだけでなく，コミュニケーションパートナーに，言おうとしている語頭音の情報が伝えられるといったコミュニケーションボードとしての代償的な側面も併せ持っていることである（図1）．また Nishio ら[4]は，ポインティングスピーチは日本語がアルファベットのような表音文字と異なり表意文字であるという特性から，日本語話者において，より有効な技法であると指摘している．

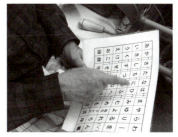

図1　ポインティングスピーチの実施場面

V ペーシングボードを用いる技法

ペーシングボードは，数種類の色のついたスロットからなり，各スロットがそれぞれ縁で仕切られている用具である．発話時に，この用具を用いてモーラや文節などの単位ごとに1つのスロットを指で触ってポインティングしながら発話させて，発話速度を強制的に低下させる技法（図2）で，しばしば，顕著な明瞭度の改善がみられる．日本語はモーラ言語であるため，最初はモーラ単位で使用するのに適しているが，中〜軽度の患者では文節単位で行うことも可能である．

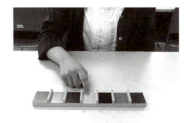

図2　ペーシングボードの実施場面

ペーシングボードは，1つひとつ色の異なるスロットに強制的に運動を伴って注意を向けるため，認知機能が低下しやすい PD による発話障害に対して，適応が高い技法である．特に他の技法と比較して視覚的，触覚的，運動覚的刺激を介して発話運動が行われるため，運動学習において重要なフィードバック機構がより活性化されやすく，発話運動の認知的制御機構が再編成されやすいことが指摘されている[5]．この際，なぞりポインティングといって，「このスロットの上の端を必ず触って，下の端までなぞってください」と患者に指示することで，PD 患者の場合，外的キューとしてより明確になり，発話が明瞭化する．また，通常の大きさのペーシングボードを使用している場合，言語訓練室内の「できる発話」にもかかわらず，日常生活の「している発話」との乖離が生じやすく，訓練効果が日常生活に般化されにくい場合がみられる．このため，携帯型のペーシングボードが考案されており，訓練場面以外の日常会話場面でも使用することで，実生活に般化させようとする工夫がなされている．般化が進むと，患者によっては手のひらをペーシングボードに見立ててなぞるだけで，発話速度の調節が可能となる場合もみられる．

VI フレージング法

フレージング法は，統語構造上，適切な箇所で発話を区切る，つまり休止を強制的に入れて発話

速度を低下させる技法である．訓練開始時は，休止箇所にスラッシュなどの区切りを入れ，キューを明確に示して，注意を向けさせる．患者が自ら区切りでフレージングが可能となったら，徐々に示していた区切りを減らしてフェイディングし，最終的には患者自ら適切な箇所で休止を入れて発話が可能となるように般化を目指す．区切りに注意を向けたり，自ら発話を意図的に区切るといった学習行動が必要となるため，一定以上の認知機能が保たれていることが適応の条件となる．

VII DAFを用いる技法

DAF（遅延聴覚フィードバック）は，イヤホンを通じて発話者の耳に自身の声を遅延させ，その音声を聴覚的な外部キューとして知覚させて，発話速度を低下させたり，声量を増大させて発話明瞭度を上昇させる技法で，吃音の臨床においても用いられている．PDによる発話障害においては，Hansonら[6]が発話障害が重度で構音運動の制限が認められるPD患者で，自己の発話を認知することによって構音運動が制御可能になったと報告しており，本邦でも，山本[7]が発話速度の速い，発語にFreezingがみられる患者に効果的であったと述べている．従

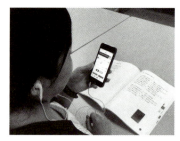

図3　iPhoneでのDAFアプリケーション実施場面

来，DAFは専用の機器が必要であったが，近年，iPhoneなどのスマートフォンにFluency Coach（http://www.fluencycoach.com/）などのDAFアプリケーションをダウンロードすることで，日常生活でも手軽にDAFの使用が可能になっている（図3）．しかしDAFの欠点として，使用している間は効果が得られても，使用を止めると効果がなくなり，日常会話への般化がされにくいことが指摘されている．これに対し，酒井ら[8]は吃音患者に対して，補聴器型の耳かけ式DAFを開発し，適用した結果，日常生活への般化を報告しており，PD患者に対しても応用が可能であると思われる．

VIII まとめ

PD患者の発話障害に対しては，訓練適応の基礎となる患者の運動機能，認知機能の状態を的確に把握し，必要であれば複数の技法を試行的に実施するトライアルセラピーを通じて，患者に最適な技法を選択していくことが望ましい．

文　献

1) 福迫陽子，物井寿子，他：モーラ指折り法による麻痺性構音障害（仮性球麻痺タイプ）患者の言語訓練．音声言語医学 32：308-317，1991．
2) 杉下周平，野崎園子，他：嚥下訓練法としてリズム刺激が有効であったパーキンソン病患者一例．日本摂食・嚥下リハ学会誌 12：141-147，2008．
3) 野崎園子，松井利浩，他：パーキンソン病の嚥下障害に対するメトロノーム訓練．嚥下医学 1：400-412，2012．
4) Nishio M, Niimi S：Effects of initial letter cueing on intelligibility of Japanese speakers with dysarthria. Journal of Multilingual Communication Disorders 3：183-193, 2005.
5) 西尾正輝：ディサースリア臨床標準テキスト．医歯薬出版，2007．
6) Hanson WR, Metter EJ：DAF as instrumental treatment for dysarthria in progressive supranuclear palsy, a case report. J Speech Hear Disord 45：268-276, 1980.
7) 山本晴美：パーキンソン病の構音障害における遅延聴覚フィードバック（DAF）法の効果．音声言語医学 37：190-195，1996．
8) 酒井奈緒美，森　浩一，他：日常場面における耳掛け型遅延聴覚フィードバック装置の有効性−成人吃音1症例を対象に−．音声言語医学 49：107-114，2008．

（福永　真哉）

Ⅲ. パーキンソン病の発話障害　2. パーキンソン病の発話訓練

39 補助手段の活用と環境調整

Ⅰ 拡大・代替コミュニケーションの導入

　発話症状が進行し，音声表出が困難となった事例には発話を代償する手段として，拡大・代替コミュニケーション（Augmentative and Alternative Communication：AAC）の導入を検討する必要があるが，その際課題となるのが，導入方法や時期である．パーキンソン病（PD）を含め多くの神経変性疾患例に対しては，AACシステムへの移行を段階的に行うべきとされる[1]．発話機能を可能である限り他に優先させて使用し，AACシステムと発話を併用し複合させた形式を用いるのが望ましい．むろん症状の進行とともに発話機能も徐々に変化するため，その段階ごとに合わせたAACシステムを選択することが重要である．また，導入する際は患者自身にAACを使いこなせるだけの認知機能が保たれているということが非常に重要なポイントとなる．PD患者において，多くの場合は発話が困難なレベルにまで症状が進行すると，認知機能の低下が顕在化してくるため，いざ導入しようとした際にスムーズに使用方法を獲得できないことが往々にしてみられる．それを避けるためにも，先を見越し少し早めの段階で次に必要となってくると想定されるシステムの導入訓練を進めるとよい．

1 発声補助装置の利用

　声量低下の代償手段として，マイクロホン（マイク）とスピーカーを用いる方法があるが，図1のように様々な形態があるため，患者ごとに最適なものを選択し最適な方法で使用することが望ましい．例えば，ジスキネジアや震えなどの影響でマイクの位置がずれやすい場合や，頭頸部への装着時に不快感があるような場合には，身体とマイクの間を離して設置することが可能な，指向性に優れたマイク（鋭指向性や単一指向型が望ましい）を利用するのがよい．また，審美的問題から装着に難色を示す場合には，喉頭マイクを装着した上からスカーフを巻き，マイクを見えにくくすることで解決できることもある．スピーカーについては，「パワギガ（南豆無線電機）」「Voice Walker（TOA）」「ビバボイス（銀鈴会）」等の腰や肩に携行するような小型のタイプも販売されている．

　ワイヤレス（Bluetooth）でマイクとスピーカーをつなげる方式を利用すれば，接続ケーブルを使用する必要がないため，移乗や移動をする際に患者の動きを制限することがなくなる．PD患者が接続ケー

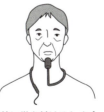
首に巻き付けるタイプ

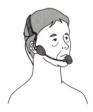
ヘッドセットタイプ

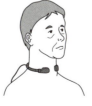
喉頭マイク

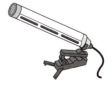
鋭指向性マイク

図1　マイクロホンの例

ブルを気にせず歩行や発話そのものに意識を向けられる意義は，転倒防止や発話明瞭度改善の点からも大変大きいといえる．

2 書　字

書字動作が保たれている場合には，書字での表出は最も手軽に導入可能な手段である．ただし，PD 患者では書字が次第に小さくなるといった小字症を呈したり，PD の進行に伴い手指の巧緻性低下が出現したりすることで文字が判読困難となることもあるため，導入可能な時期が限られてしまう可能性が高いことは頭に入れておく必要がある．

磁気ボードや電子メモパッド，スマートフォンやタブレット端末で利用できるホワイトボード関連のアプリケーションは何度も書き記すことができるのみでなく弱い筆圧で使用できるため，上肢機能が低下した PD 患者にとって

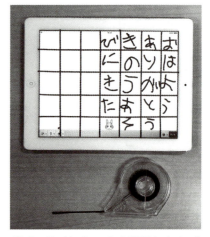

図2　ラインシールを利用したタブレット端末例

より活用しやすいといえる．近年では様々なサイズの機器が販売されているため，外出先では携帯しやすい小型のものを，自宅や職場では大型のものを利用するなど，患者のライフスタイルに合わせ選択することが可能である．なお，こうした道具を利用する際には，あらかじめラインシールで画面にマス目を作成しておくと文字の崩れが軽減するためお勧めである（図2）．

3　文字盤，コミュニケーションノート

発話ならびに書字動作も困難な事例では，文字盤やコミュニケーションノート，絵やシンボルを用いた AAC を用いる．多用する事柄を選択肢として挙げるだけでなく，指示しやすい位置に使用頻度の高い用語を配するなどの工夫をし，患者ごとにオーダーメイドの AAC を作成することが望ましい．また，書字が可能な時期に五十音や数字，挨拶などの常套句を患者自身に記載してもらい，"文字バンク" として自身の文字を保存しておけば，後にそれを文字盤やコミュニケーションノートに活用できるためお勧めの方法である．機械化された標準文字ではなく，慣れ親しんだ自身の文字で作成された文字盤やコミュニケーションノートは，患者本人にとっても良きパートナーになるであろう．

4　Voice Output Communication Aids（VOCA）の使用

VOCA は，文字の読めない相手にも意思を伝えることが可能となるだけでなく，スピーカーの音量が届く範囲であれば多数の人へ同時に情報発信できるといったメリットがあり，導入する意義は大きいといえる．ただし，VOCA を導入する際に課題となるのがその導入時期である．発話が可能な時期に VOCA の導入を勧めても，患者に必要性を感じてもらうことは難しく，受け入れに難色を示されることが多い．かといって，発話が廃絶する時期にまで VOCA の導入を遅らせてしまうと，使用方法の学習に難渋することが予測される．冒頭でも述べたように，患者の認知機能が保たれているうちに機器導入の必要性を理解してもらい，本格的な導入に向けて先立って使用訓練を行っておく必要があるのである．日々の訓練の中で，例えばポインティングスピーチ（分節毎の頭文字を指示しながら発話する発話速度調節訓練の1つ）の基盤に五十音タイプの VOCA を使用するなど，本来の目的とは異なる使用方法で機器に慣れておくことも有用である．

5　電話利用時の工夫

米国を中心に Tele Typewriter（TTY）と呼ばれる機器／サービスが存在する．患者がタイプラ

イターを備え付けた電話機（図3）に伝達したい事柄を打ち込むと，TTY専用のオペレータがそれを音声言語として相手に伝えてくれるといった仕組みである[2]．本邦では全く同じ内容のサービスは存在しないが，患者が入力した文字を相手に音声で伝達する機能を持つ"みえる電話"というアプリケーション／サービスがNTTドコモから提供されており，TTYと同様の役割が期待できる[3]．電話受付対応のみの病院や店などへの連絡，緊急時の通信手段として有用である（図4）．

また，前述したようにBluetoothで利用可能なマイクをスマートフォンと接続すれば，周囲のノイズを低減できるだけでなく，PD患者の声量低下も補完できるので通話時に利用を試みるのもよい．この際は，ヘッドセットタイプのように，マイクと口唇間の距離が近いものを選定する必要がある．

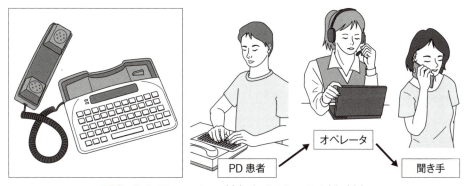

図3　Tele Typewriter（左）とそのシステム例（右）

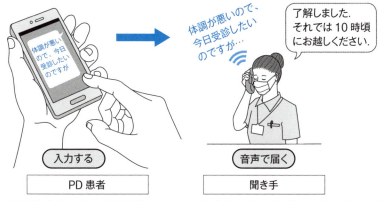

図4　みえる電話における入力発話機能のしくみ（文字入力をすると聞き手には音声で伝達される）

6　絵画の利用

絵画での表出は，重度のディサースリアを呈するPD患者にとって，重要かつ貴重なコミュニケーションツールとして近年注目を集めている．口頭では伝達が困難な場合でも，絵を描くことによって，視覚的に思考や感情を伝えることが可能な例もある[4]．また絵を描く動作が，上肢を中心とした振戦やすくみ症状の改善にもつながることが知られており，コミュニケーションのみならず，運動面への効果も期待できる．

7　ウェアラブル端末の利用

眼鏡型のウェアラブル端末を使用し，声量と発話速度をモニターしながら発話するといった方法

もある[5]．図5に紹介した機器は残念ながら現時点では入手困難ではあるが，今後もこういった機器が開発され，実用化されることに期待したい．

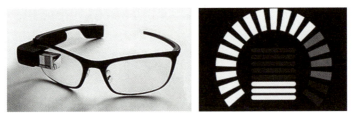

図5 眼鏡型のウェアラブル端末とそのモニターの例
上下に動くメモリで声量を示し，円状に動く目盛では発話速度を示す

II 環境調整や聞き手の配慮

これまで発話者であるPD患者の表出に焦点を当てて述べてきたが，コミュニケーションを成立させるには当然のことながら聞き手の協力も非常に重要である．声量低下が認められる患者に対しては，空調や窓の位置に配慮した静かな室内で会話するようにしたり，発話内容を推測する際の手助けとなる表情を読み取りやすくするため，明るい場所で対面して会話したりするなど環境を整えることが非常に重要となる．また，「○○ですか？それとも△△？」というような選言質問を用いたり，話題転換の際は前もってテーマを決めて伝達し合ったりなどの工夫をすることによって，スムーズに会話を成立させることができる．このように，ちょっとした配慮でPD患者とのコミュニケーションの質が格段に向上するのである．周囲の方々にはぜひ良き聞き手となっていただき，PD患者がコミュニケーションに対して前向きになれるよう，コミュニケーションを楽しむことができるよう協力してほしい．

III AACの参考となるリンク先

近年のIT技術の発展やスマートフォンの普及に伴い，AACとして使用できるアプリケーションは常に進化している．下記のホームページでは多くのアプリケーションを紹介しているので，こういったサイトを参考に我々支援者は常に最新の情報を仕入れておく必要がある．

『東京都障害者IT地域支援センター』http://www.tokyo-itcenter.com/index.html

『かながわ障害者IT支援ネットワーク』http://shien-network.kanafuku.jp

文 献

1) 西尾正輝：ディサースリアの基礎と臨床，第3巻－臨床実用編－．インテルナ出版，2006．
2) TTYシステム〈http://doit.maryland.gov/mdrelay/Pages/TTY.aspx〉（アクセス日：2019年1月6日）
3) NTTドコモ，みえる電話〈https://www.nttdocomo.co.jp/service/mieru_denwa/〉（アクセス日：2019年2月19日）
4) 国際パーキンソン病財団〈https://parkinson.org/blog/raise-awareness/Painting-with-Parkinsons-All-About-Art-Therapy〉（アクセス日：2019年3月3日）
5) Mansoor P, Rupal P：Speech biofeedback on Google Glass for people with neuromotor speech impairments. J Technol Pers with Disabil 3：291-303, 2015.

（田中 まゆ）

Ⅲ. パーキンソン病の発話障害　2. パーキンソン病の発話訓練

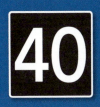 般化に向けた臨床上の工夫

　パーキンソン病（PD）患者に対する長期にわたる言語治療成果の報告は依然乏しく，各種言語治療で日常会話レベルの発声・発話機能が維持できているとは言い難い．訓練室内やある一定の課題下では声量や声質が改善しても，日常生活ではたちまち元通りの小声かつ明瞭度の低下した発話に戻るPD患者は少なくない．本項では，日常生活でも良好な発話を維持するための臨床上の工夫を紹介する．

Ⅰ 個別療法

1 ドリル集の活用

　言語治療用のドリル集は多く市販されているが，その中でも単純な音読に留まらず，文の作成課題やQ＆A課題など，患者自身が次第に考えながら話すことができるよう階層的な文例が記載されているものを使用するとよい[1]．それらに加え，2コマ漫画や情景画[2]を用いることでより，般化へ向けた訓練を実施できる．また，会話訓練専用の書籍[3]を活用し，話題に広がりを持たせることも重要である．

2 発声中のDual Taskの活用

　日常生活において，発話が全くの単独で行われることは少なく，何かを行ったり考えたりしながら発話する場面がほとんどである．これまでの言語治療を顧みると，こうしたDual Taskを行うことは少なかったといえる．以下に，PD患者に対する言語治療に活用できるDual Taskのアイデアを紹介する．

■ 思考の活用

　持続母音発声や文章音読課題中に計算等の課題カードを提示し，発声ないしは音読課題終了直後にその答えを発語するといった方法である．例えば，患者が「あ～」と発声している途中で言語聴覚士は『7＋5＝』と書かれたカードを数秒提示した後に隠す．患者は発声終了後にその解答である「12」と発語する．こうすることによって，患者は母音発声時に実現した声量や発声法を，その後の解答でも発揮することが可能となるのである．計算カードの問題を複雑化したり，2枚を同時に提示したりするなど負荷を調節するのもよい．計算以外の提示課題として色名呼称やクイズなども応用できる．

■ 動作の活用

　発声と並行し，身体的動作を行う方法である．表1には，Parkinson Voice Project（PVP，第33項参照）で提案している動作課題を示す．

3 騒音計の活用

　壁掛け式の騒音計を訓練室内に設置すると，声量が常に視覚的にフィードバックされるため，入室直後より声量に意識が向くようになる（図1A）．日常ではスマートフォンのアプリケーションが

活用できる（図1B）．近年は無料で使用できるアプリケーションも増えているが，使用する環境，機器および基本ソフトウェアにより騒音計の感度が異なるので留意されたい．

表1 発声・発話と同時に行う動作課題案

ボールを机上で（自身で前後に）転がす
ボールを向かい合う言語聴覚士と転がしあう
紙を折る・破る
紙面に何らかの形を描く
手を叩く，リズムよく叩く
机上に置いたおはじきの数や，お金の金額を数える
おはじきの色やお金の種類で分類する　　等

4 Hi-VOLT®（声量フィードバック用ブレスレット）の活用

PD患者の声量維持を目的に開発された光るブレスレットである（図1C）．声量の程度によりバンドが光るよう設計されている．騒音計による数値でのフィードバックに比べ，"光ればよい""光らなければ声量が足りない"の2択で患者が判断できるため，認知機能の低下したPD患者でも自身の声量を直感的に把握できる．この機器を身に着けることで，日常生活でも常に自身の声量に注意が向けることができる．以下のURLより購入できる（https://voiceaerobicsdvd.com/）．

5 ゲームの活用

ゲーム性のある課題は，競争意識に富むゲーム好きなPD患者にとっては効果的となることが多い．

例えばPVPでは，クリニックの長期休暇などの理由で言語治療の継続が困難な際に，自主訓練課題としてオリジナルのビンゴカードを活用している．マスの中には，患者が休暇中に実施すべき発話課題が記載されている．これにより言語聴覚士との治療が長期に行えなくとも，患者自身で発声・発話の治療を日常生活内で遂行することが可能となっている．自身の努力がビンゴカードとして目に見える形で反映されることや，列を埋めることによって景品をもらえる仕組みも，課題遂行に対するモチベーションを高める工夫となっている．図2には，それを参考として日本向けに改変したカードを示す．

また本邦では，世界ゆるスポーツ協会が高齢者の発声・嚥下リハビリテーションのために開発した声を使用する"さけべ！トントンボイス相撲"（メガハウス）が玩具として販売されている（図1

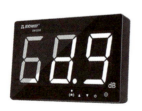

A　壁掛け式騒音計

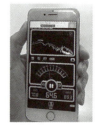

B　スマートフォンのアプリケーション

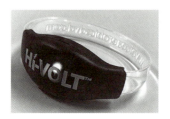

C　Hi-VOLT®

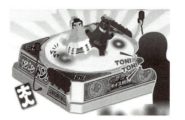

D　さけべ！トントンボイス相撲

図1

D）．訓練場面とは異なった環境でモチベーションを高めながら楽しく発声・発話することが，般化への足掛かりとなるかもしれない．

B	I	N	G	O
他人の幸せを（声に出して）祈りましょう	新聞の第1面にある題名を音読しましょう	言語聴覚士と電話で話してみましょう＊17時以降でお願いします	曲を一曲歌いましょう	喫茶店で注文しましょう
パーキンソン病に関する記事および書籍の1ページを声に出して読みましょう	自身の声を携帯電話に録音しましょう	施設にいる言語聴覚士の名前を全員呼んでみましょう	大きな声で他人を驚かせてみましょう	TVの字幕を10分読みあげましょう
夕食の時に出てきた食事内容を声に出してみましょう	誰かに冗談を言ってみましょう	家族および友人の名前を呼んでみましょう	地域の行事（祭りなど）に参加して他人と話しましょう	パートナーに「ありがとう」と伝えましょう
子どもが幼かった頃の話を子どもに話しましょう	郵便物の差出人を読みあげましょう	言語聴覚士に手紙を書きましょう	ボイスメールを使ってみましょう	服用している薬の名前を読みあげましょう
道路を走る（停まっている）車のナンバープレートを10分読みあげましょう	鼻歌をしながら・掃除・水やり・散歩・体操をしましょう	担当言語聴覚士に旅行してもらいたい場所をメモしてそれを音読しましょう	パートナーとしりとりを10分行いましょう	お風呂で数を50まで数えてみましょう

● 　月　　日〜　　月　　日　までの課題です．

図2　発話ビンゴカード

6　訓練室以外での発話の確認，周囲からのフィードバック

治療に関わる言語聴覚士も，般化に対しては常に留意し続ける必要がある．PD患者の治療前後の挨拶や言語室を出てからのひとこと目，他のスタッフとの会話にも注意を向け，治療効果が維持できているか常に気を配る．訓練室での効果が持続できていないと判断した場合には，即座にフィードバックし修正させる．また，外来患者であれば，言語聴覚療法の開始直前である待合での待機中や，治療終了後に自家用車に向かうときに患者の携帯電話に電話をかけ，受話した発話に対して指導を行うこともよい．

患者に関わるスタッフや，家族からもフィードバックがなされるよう協力を仰ぐことも，般化につながる重要なポイントである．

Ⅱ　集団療法

集団療法は，個別療法では獲得しにくいコミュニケーションスキルを磨き，日常生活で必要な発

声・発話機能の使い方を習得するために重要なアプローチ[4]である．LSVT® Global（第32項参照）でも"LSVT for Life®"と呼ばれる集団療法および専門療法士（ライセンス）が誕生するなど，集団療法によるアプローチは世界的にも注目を集めている．

以下に，PD患者の発話機能"維持"を目的に活動しているPVPの活動を中心に紹介する．

1 Parkinson Voice Projectの試み

PVPの発話治療は，機能回復を図るSPEAK OUT!®（第33項参照）と，機能維持を目的とした集団療法のThe LOUD Crowd®で構成されている．この2段構えのアプローチでPD患者を支援することで，長期にわたり発話機能の維持と般化が可能となっている．

The LOUD Crowd®の基本的な治療プロトコルは，SPEAK OUT!®と同様であるが，Workbookは集団療法専用のものを用いることと，治療頻度が少なくとも1回／週ということがSPEAK OUT!®と異なる点である．

PVPでは，施設内で行われる集団療法はもちろん，施設外でも非常に興味深い様々なアプローチが行われているので，以下にその一部を紹介する．

■ TALK WALK®

ショッピングセンター（モール）を利用して行われる"話しながら歩く"イベントである．"Scavenger hunt（借り物競争）"として各店舗での買い物や，レストランでの食事の注文などが課題に組み込まれる．そのため，PD患者は必然的に他人と会話をする機会を得ることとなり，より日常に近い場面での発声・発話練習ができる．

■ 架空都市での交流

施設内に設定された架空都市の中で，PD患者は郵便配達員や銀行員，医師などの職業に就き，様々なミッションを遂行していく．患者は単に与えられた業務を遂行し生活するだけではなく，架空都市内での唯一の絶対的な規則に従う必要がある．その規則こそがSPEAK OUT!®のキャッチフレーズである"Speak with Intent."である．また，強盗に扮した患者が現れるなど突発的なイベントも組み込まれており，エンターテイメント性も高く楽しめるようになっている．

■ パフォーマンスの場の提供

年に1度，近隣のホールにて100人を超えるPD患者が歌唱などのパフォーマンスを披露するSING OUT!®と呼ばれるイベントがある（図3）．このイベントには毎年著名人も参加しており，著名人との共演がPD患者の1つの目標ともなっている．また1,000人を超える観客に対し，日頃の発声・発話治療の訓練成果を発揮できる格好の機会ともなっており，これが患者のモチベーションの維持に役立っている．

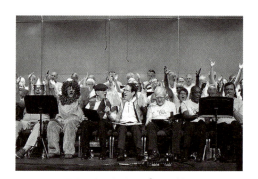

図3 SING OUT!®の一場面
2017年：オズの魔法使い

文 献

1) 西尾正輝：スピーチ・リハビリテーション，第5巻－総合訓練編－．インテルナ出版，2015.
2) 西尾正輝：スピーチ・リハビリテーション，第3巻－2コマ漫画・情景画集編－．インテルナ出版，2005.
3) 西尾正輝：言語聴覚障害と認知症がある人のための会話訓練集．インテルナ出版，2014.
4) Manor Y, Posen J：A Group Intervention Model for Speech and Communication Skills in Patients With Parkinson's Disease Initial Observations. Commun Disord 26：94-101, 2005.

（田中 康博）

索引

欧文

AAC → 拡大・代替コミュニケーション の項を参照

ACBT → アクティブサイクル呼吸法 の項を参照

AMSD → 標準ディサースリア検査 の項を参照

Binswanger 型白質脳症　31

Biodynamic Manual Voice Therapy（BMVT）　130

BPSD → 認知症に伴う行動・心理症状 の項を参照

Carryover Exercises　117

COMT 阻害薬　6

Core Control　59

DAF → 遅延聴覚フィードバック

DAT SPECT　4

DBS → 脳深部刺激療法 の項を参照

Device Aided Therapy（DAT）　110

EMST → 呼気筋トレーニング の項を参照

FAB　18

GLIM criteria　64

GOKURI　54

GPi → 淡蒼球内節 の項を参照　12

GRBAS 法　105

Hi-VOLT®　142

Hoehn-Yahr の重症度　35

Homework　117

LCIG → L-ドパ／カルビドパ経腸療法 の項を参照

LSVT ARTIC®　133

LSVT for Life®　117

LSVT LOUD®　110, 114

Lundie 眼鏡　132

L-ドパ　6

L-ドパ／カルビドパ経腸療法（LCIG）　110

L-ドパ賦活薬　7

Manual Circumlaryngeal Therapy　130

MAOB 阻害薬　6

MNA®-SF　63

MoCA-J　18

MRDS-2　18

MSA-C　30

MSA-P　29

MTVP　123

MWST → 改訂水飲みテスト の項を参照

Myofascial Release 療法　128

NMES → 神経筋電気刺激療法 の項を参照

PAP → 舌接触補助床 の項を参照

Parkinson Voice Project（PVP）　118, 144

PD-CRS　18

PDD → パーキンソン病認知症 の項を参照

PEG → 経皮内視鏡的胃瘻造設術 の項を参照

PLVT　121

Portable voice accumulators　122

pull back 運動　42

RSST → 反復唾液嚥下テスト の項を参照

SDQ-J　42, 43

SING OUT!®　144

Singing Speech　122

SPEAK OUT!®　110, 118, 144

Speaking Fundamental Frequency（SFF）　104

squeeze back 運動　42

STN → 視床下核 の項を参照

TALK WALK®　144

Tele Typewriter（TTY）　138

TESS → 経皮的感覚電気刺激 の項を参照

The LOUD Crowd®　110, 118, 144

Type I 線維 → 遅筋線維 の項を参照

Type II 線維 → 速筋線維 の項を参照

UPDRS　106

VCST　121

VF → 嚥下造影検査 の項を参照

VHI　106

Videofluoroscopic Dysphagia Scale（VDS）　49

Vim 核 → 服中間核 の項を参照

Voice Aerobics®　122

Voice Output Communication Aids（VOCA）　138

Vowel space　103

V-RQOL　106

あ

アクティブサイクル呼吸法（ACBT）　68

圧縮相　67

アデノシン A_{2A} 受容体拮抗薬　6

アパシー　107, 113

アプリケーション　139, 140, 141

アポモルヒネ　16

安静時振戦　29

い

息こらえ嚥下 66
一時的吸引 88
咽頭ケア 82
咽頭収縮筋 26

う

ウェアラブル端末 139
うつ 16
うつ尺度 107
運動失調 29, 30
運動症状 3
運動低下性ディサースリア 29, 97
運動療法 9

え

嚥下音 52
嚥下失行 30
嚥下障害の評価尺度 49
嚥下食 90
嚥下性無呼吸 66
嚥下造影検査（VF） 37, 48
嚥下反射 27

お

横舌筋 22
応用的動作訓練 11
オーラルディアドコキネシス 104
オトガイ舌筋 22, 27
オトガイ舌骨筋 22, 27, 64
音リズム刺激 73
オリーブ橋小脳萎縮症 29
音圧レベル 103
オン・オフ現象 16, 35, 52, 77, 111
音楽療法 123
音響分析 112
音声振戦のパラメータ 101

か

絵画 139
外喉頭筋 25
咳嗽 66
階層制発話訓練 117
咳嗽反射 45
咳嗽力 45
外側翼突筋 22
外側輪状披裂筋 26
改訂水飲みテスト（MWST） 44
顎舌骨筋 22

拡大・代替コミュニケーション（AAC） 113, 137
顎二腹筋 22
下後鋸筋 129
下縦舌筋 22
仮性球麻痺 30, 31
過負荷の原則 56
仮面様顔貌 3, 131
環境調整 41, 140
眼瞼攣縮 132
干渉波電気刺激療法 70
鑑別診断 4
眼輪筋切除術 13

き

義歯 76, 78
気息起声 28
吃様症状 98, 100
キネステティク 82
基本的動作訓練 10
吸引のポイント 89
嗅覚障害 16
吸気相 67
胸郭 61
胸骨甲状筋 22
胸骨舌骨筋 22
強制呼出 → ハフィング の項を参照
筋萎縮 56
筋タンパク分解 63
筋突起 25
筋膜 127
筋力増強 55
筋力低下 56, 63

く

クラッチ眼鏡 132
車いす 84

け

茎突舌筋 22
茎突舌骨筋 22
経皮的感覚電気刺激（TESS） 70
経皮内視鏡的胃瘻造設術（PEG） 17
頸部伸展位 38
頸部聴診法 52
幻覚 18
肩甲舌骨筋 22
幻視 18

こ

口蓋咽頭筋 24

索引　147

口蓋垂筋　24
口蓋舌筋　24
口蓋帆挙筋　24
口蓋帆張筋　24
硬起声　28
咬筋　22
口腔ケア　82
咬合　76
硬口蓋　23
抗コリン薬　7
甲状舌骨筋　22
甲状軟骨　25
甲状披裂筋　26
口唇　21
喉頭　25
喉頭侵入　69
喉頭腺　26
喉頭調節機能　46
喉頭マッサージ　127
後輪状披裂筋　26
声の大きさの単調性　97
声の高さの単調性　97
誤嚥性肺炎　66
誤嚥性肺炎予防　82
呼気筋トレーニング（EMST）　68
呼気相　67
呼吸　59, 124
呼吸音　52
呼吸筋力　66
呼吸訓練　66
呼吸と嚥下の協調運動　46
喉頭蓋　66
コミュニケーションノート　138
混合性ディサースリア　30, 31
コントロール・ポーズ　126

さ

作業記憶　105
作業療法　9
雑音パラメータ　101
サブスタンスP　15
サルコペニア　36

し

視覚性認知　105
歯根膜　23
視床Vim核破壊術　12
視床下核（STN）　12
ジスキネジア　31
ジストニア　30, 131

姿勢調整　79
姿勢保持障害　79
時相解析　48
失行　30
失調性ディサースリア　30
シャイドレーガー症候群　29
社会的認知機能　105
遮光眼鏡　132
集中的な音声治療　114
上咽頭収縮筋　24
上咽頭神経内枝　26
上縦舌筋　22
小菱形筋　129
食物形態　81
心筋MIBGシンチグラフィー　4
神経筋電気刺激療法（NMES）　70
心理社会的問題　105

す

随意咳嗽　67
遂行機能　105
垂直舌筋　22
ストレッチ　58

せ

声帯　25, 66
声帯外転障害　31
声帯外転麻痺　29, 30
声帯筋　25
声帯靭帯　25
声帯突起　25
声帯膜様部　26
声帯遊離縁　26
声門　25
声門原音　28
声門前庭　66
声門閉鎖筋　27
咳テスト　44
舌　21
舌圧　77
舌下小丘　22
舌骨下筋　26
舌骨上筋　26
舌骨上筋群　69
舌骨舌筋　22
舌骨の移動距離　49
舌小帯　22
舌接触補助床（PAP）　77
舌苔　22
線条体黒質変性症　29

そ

騒音計　115, 141
僧帽筋　129
側頭筋　22
咀嚼　76
咀嚼機能訓練　78
粗糙性嗄声　98
速筋線維（Type Ⅱ）　55, 63

た

体幹筋　59
代償嚥下　79
耐糖能異常　17
大菱形筋　129
タッピング法　134
淡蒼球内節（GPi）　12
淡蒼球破壊術　12
蛋白再分配法　16

ち

遅延聴覚フィードバック（DAF）　136
遅筋線維（Type Ⅰ）　55
注意障害　30
聴覚的発話特徴　97
腸肋筋　129

て

定位脳手術　13
低栄養　36
低栄養　63
ディサースリアのタイプ　108
手続き記憶　105
テレセラピー　117, 130

と

動作解析ソフト　48
特異性の原則　56
ドパミンアゴニスト　6
ドパミン受容体作動薬 → ドパミンアゴニスト の
　項を参照
ドパミン神経　3
ドパミン放出促進薬　7
ドリル集　141

な

内側翼突筋　22
内服　41
なぞりポインティング　135
軟起声　28

軟口蓋　23

に

認知機能障害　105
認知症　18, 29
認知症に伴う行動・心理症状（BPSD）　18
認知的制御機構　135

ね

粘膜固有浅層　26

の

脳深部刺激療法（DBS）　5, 12, 108, 132
ノルアドレナリン補充薬　7

は

パーキンソン病認知症（PDD）　18
発声補助装置　137
発話特徴　108
発話の加速　132
発話の加速化　98
発話のリズム異常　123
ハフィング（強制呼出）　67
般化　115
反復唾液嚥下テスト（RSST）　43

ひ

ピークカフフローメータ　67
非運動症状　4, 36
標準ディサースリア検査（AMSD）　99
表情認知　105
披裂間筋　26
披裂軟骨　25

ふ

フィードバック　143
フェイディング　136
フォルマント遷移　103
腹中間核　12
服薬　39
服薬困難　39
プッシング療法　130
ブテイコ療法　124
フレージング法　135

へ

平滑筋　124
ペーシングボード　110, 135
ヘルプカード　111

索　引　149

ほ

ポインティングスピーチ　135
頬　21
ポジショニング　82
補助手段　137
ボツリヌス毒素製剤　132
ホネーション・タイチ　123

ま

マイクロホン　137
マニュアル療法　127

み

みえる電話　139

め

メトロノームを用いた訓練　73, 134

も

モーラ指折り法　134
文字盤　138

ゆ

ゆらぎパラメータ　101

ら

ラインケ腔　26

り

リード　109
理学療法　9
リズム形成障害　75, 134
流暢性促進訓練　134
輪状咽頭筋　27
輪状甲状関節　25
輪状甲状筋　26
輪状軟骨　25
輪状披裂関節　25

れ

レビー小体　3, 4, 19, 29
レボドパ → L-ドパ の項を参照
レム睡眠行動障害　18, 20

ろ

録音環境　112
録音機器　112
ロゴチン貼付剤　16
ロンバール効果　121

装幀…どいちはる

**言語聴覚士のための
パーキンソン病のリハビリテーションガイド**
摂食嚥下障害と発話障害の理解と治療

2019年7月10日　第1刷発行 ©
2022年4月 1 日　第2刷発行

編 集 者　杉下 周平，福永 真哉，田中 康博，今井 教仁
発 行 者　中村 三夫
発 行 所　株式会社協同医書出版社
　　　　　東京都文京区本郷 3-21-10　〒113-0033
　　　　　電話(03) 3818-2361　ファックス(03) 3818-2368
　　　　　Ｕ Ｒ Ｌ　http://www.kyodo-isho.co.jp/
印刷 製本　横山印刷株式会社

ISBN 978-4-7639-3056-9　　　　定価はカバーに表示してあります

JCOPY〈(社)出版者著作権管理機構 委託出版物〉
本書の無断複写は著作権法上での例外を除き禁じられています．複写される場合は，そのつど事前に，
(社)出版者著作権管理機構 (電話 03-5244-5088，FAX 03-5244-5089，e-mail: info@jcopy.or.jp) の許諾
を得てください．
本書を無断で複製する行為 (コピー，スキャン，デジタルデータ化など) は，「私的使用のための複製」など著作権法上
の限られた例外を除き禁じられています．大学，病院，企業などにおいて，業務上使用する目的 (診療，研究活
動を含む) で上記の行為を行うことは，その使用範囲が内部的であっても，私的使用には該当せず，違法です．
また私的使用に該当する場合であっても，代行業者等の第三者に依頼して上記の行為を行うことは違法となります．